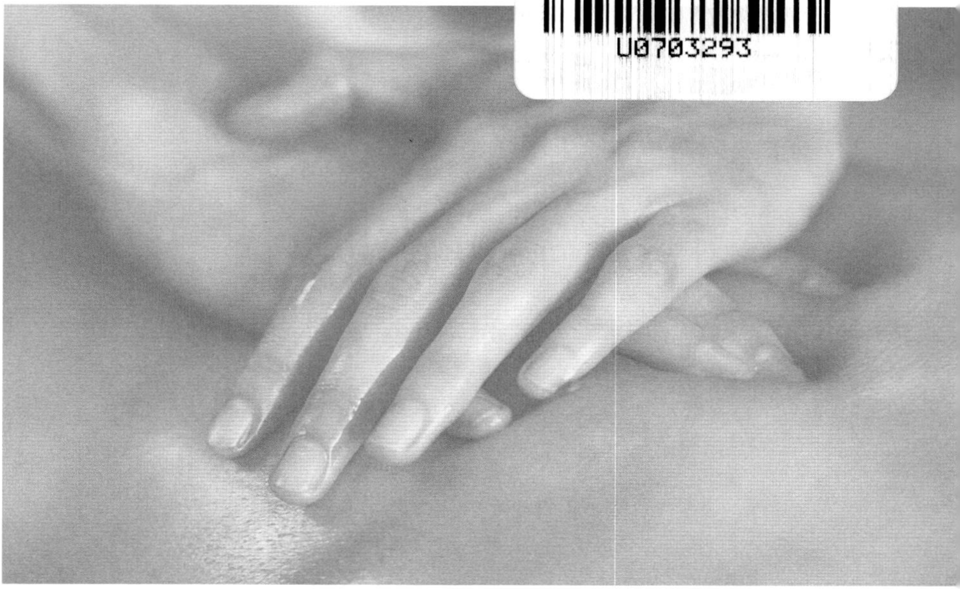

| 就业技能培训教材 |

保健按摩基本技能

（第4版）

主　　编　　王国顺
副 主 编　　范四德
参　　编　　范长伟　王硕

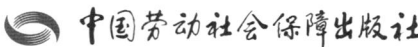
中国劳动社会保障出版社

图书在版编目(CIP)数据

保健按摩基本技能 / 王国顺主编. --4 版. --北京：中国劳动社会保障出版社，2024. --（就业技能培训教材）. --ISBN 978-7-5167-6564-7

Ⅰ．R244.1

中国国家版本馆 CIP 数据核字第 20240VB669 号

中国劳动社会保障出版社出版发行

（北京市惠新东街 1 号　邮政编码：100029）

*

北京昌联印刷有限公司印刷装订　　新华书店经销

880 毫米×1230 毫米　32 开本　4.625 印张　108 千字

2024 年 7 月第 4 版　　2024 年 7 月第 1 次印刷

定价：17.00 元

营销中心电话：400-606-6496

出版社网址：http://www.class.com.cn

版权专有　　侵权必究

如有印装差错，请与本社联系调换：（010）81211666

我社将与版权执法机关配合，大力打击盗印、销售和使用盗版图书活动，敬请广大读者协助举报，经查实将给予举报者奖励。

举报电话：（010）64954652

前　言

就业技能培训是终身职业技能培训体系的重要组成部分。就业技能培训系列教材是为适应开展就业技能培训的需要，提升就业技能培训的针对性和有效性，促进就业技能培训规范化、高质量发展而组织开发的。本套教材以相应职业（工种）的国家职业标准和岗位要求为依据，力求体现以下特点：

全。教材覆盖各类就业技能培训，涉及职业素质类，农业技能类，生产、运输业技能类，服务业技能类，其他技能类五大类。

精。教材中只讲述必要的知识和技能，强调实用和够用，将最有效的就业技能传授给受培训者。

易。内容通俗易懂，图文并茂，易于学习。

本书在编写过程中得到苏州范长伟艾文化交流有限公司以及付传学、庄耀文等老师的大力支持，在此一并表示衷心感谢。

教材编写是一项探索性工作，由于时间紧迫，不足之处在所难免，欢迎各使用单位及读者提出宝贵意见和建议，以便教材修订时补充更正。

内容简介

本书是保健按摩就业技能培训教材，在第三版的基础上结合保健按摩技术发展和实用性对内容进行了调整和完善，如增加了脊柱不适的调理、足部保健按摩等内容。本书的主要内容包括：岗位认知、保健按摩基本常识、保健按摩基本手法、全身保健按摩、不适症的调理、保健按摩辅助疗法等。

全书图文并茂，语言通俗易懂，内容紧密结合工作实际，突出技能操作，便于学员更好地掌握保健按摩基础知识和基本技能。

为帮助读者更好地掌握保健按摩操作技能，扫描封底二维码可以免费查看本书相关视频。

本书适合于就业技能培训使用。通过培训，初学者或具有一定基础的人员可以达到从事保健按摩工作的基本要求。本书还可供保健按摩爱好者学习参考。

目　录

第 1 单元　岗位认知 …………………………………… 1

模块 1　保健按摩从业人员职业守则 ………………… 1

模块 2　保健按摩从业人员岗位职责 ………………… 1

第 2 单元　保健按摩基本常识 …………………………… 3

模块 1　人体解剖生理常识 …………………………… 3

模块 2　经络腧穴常识 ………………………………… 19

模块 3　保健按摩服务程序和规范要求 ……………… 39

模块 4　常用按摩递质及按摩禁忌证 ………………… 41

第 3 单元　保健按摩基本手法 …………………………… 45

模块 1　按法 …………………………………………… 45

模块 2　推法 …………………………………………… 47

模块 3　点法 …………………………………………… 49

模块 4　揉法 …………………………………………… 51

模块 5	拿法	52
模块 6	拨法	55
模块 7	搓法	56
模块 8	摩法	57
模块 9	滚法	59
模块 10	颤法	60
模块 11	切法	61
模块 12	擦法	62
模块 13	拍法	63

第 4 单元　全身保健按摩　65

模块 1	面部保健按摩	65
模块 2	胸、腹部保健按摩	67
模块 3	下肢前侧保健按摩	68
模块 4	背、腰、臀部保健按摩	69
模块 5	下肢后侧保健按摩	71
模块 6	上肢、头部保健按摩	72
模块 7	足部保健按摩	74

第 5 单元　不适症的调理　105

模块 1	内科病症的调理	105
模块 2	妇科病症的调理	113
模块 3	骨科病症的调理	116

模块 4　儿科病症的调理 …………………………………… 118

模块 5　运动疲劳的调理 …………………………………… 120

模块 6　脊柱不适的调理 …………………………………… 130

第 6 单元　保健按摩辅助疗法 …………………………………… 133

模块 1　刮痧疗法 …………………………………………… 133

模块 2　精油 SPA 保健按摩 ………………………………… 138

第 1 单元 岗位认知

保健按摩从业人员指的是运用经络腧穴知识和中医按摩手法进行人体特定部位或者穴位（反射区）按摩的人员。保健按摩作为一项劳动技能，对从业者没有过高的文化要求，从业者只要了解一些简单的医学常识，熟练掌握保健按摩的操作技能即可从业。

模块 1　保健按摩从业人员职业守则

保健按摩从业人员在从事保健按摩工作的过程中应遵循与保健按摩职业相适应的行为规范，具体体现在以下六个方面。

1. 遵纪守法，厚德敬业。
2. 团结友善，密切协作。
3. 尊重宾客，周到服务。
4. 钻研技术，积极进取。
5. 善于思考，勇于创新。
6. 举止端庄，诚实守信。

模块 2　保健按摩从业人员岗位职责

1. 依法持"健康证"上岗，按规定着装，讲究个人卫生。

2. 遵纪守法，抵制一切不健康的按摩活动。

3. 熟悉按摩场所的礼仪、礼节，礼貌待客，不卑不亢。

4. 遵守职业道德，文明服务，服务宾客热情周到。

5. 保持环境卫生，及时对按摩床具进行消毒。

6. 严格遵守操作规程，认真检查宾客的身体。使用按摩手法要因人而异，采用正确的手法（穴位要准确，力度要适宜），进行有效的保健按摩，维持人体的健康。

7. 使用器具进行按摩时，严格遵守安全操作程序。认真检查电源、电线及电气设备，严防触电事故的发生。

8. 按摩结束后，要虚心征求宾客的意见，并提醒宾客不要将首饰等贵重物品遗忘在按摩室。

9. 宾客对服务质量不满意或因其他因素与保健按摩从业人员发生纠纷时，保健按摩从业人员要态度诚恳，耐心倾听，虚心接受意见或建议，不得与宾客发生争吵。如果确属保健按摩从业人员的问题，他应向宾客赔礼道歉，并及时将纠纷处理的情况如实向领导汇报。

10. 应区分保健与治疗的界限，保健按摩从业人员应在其服务范围内进行规范操作。

11. 服从行业主管部门的管理，接受群众的监督。

12. 每日对安全、消防设施进行检查，做好记录，预防盗窃、火灾等事故的发生。

13. 当按摩场所遭受干扰和破坏时，要勇于与坏人坏事做斗争，情况紧急时应立即报告公安部门。

第2单元 保健按摩基本常识

按摩与人体的基本生理功能息息相关，按摩虽然是作用于人体外部（皮肤）的操作，却可以刺激人体的肌肉、经络乃至骨骼。所以，在学习按摩技能之前，必须熟练掌握保健按摩基本常识。

模块1 人体解剖生理常识

一、人体骨骼结构

成年人体一共有206块骨，从头顶往下看，根据所在部位不同，这些骨被分成颅骨、躯干骨、四肢骨三部分。人体骨骼结构如图2-1所示。

1. 颅骨

人体头部有29块骨，其中颅骨23块，听小骨6块。颅骨指构成头颅的骨头，如图2-2所示。颅骨分脑颅骨和面颅骨两部分：脑颅骨位于后上方，由8块骨组成，围成颅腔保护脑；面颅骨位于前下方，由15块骨组成，形成面部轮廓。

2. 躯干骨

躯干骨共51块，包括1块胸骨，12对肋骨，26块椎骨（成人一般如此）。

（1）胸骨。胸骨位于人体前胸正中，如图2-3所示。

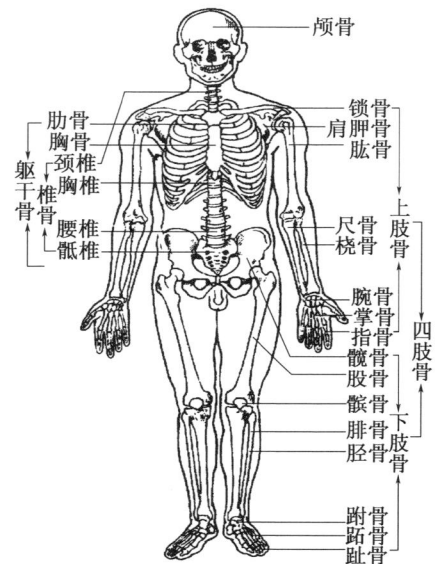

图 2-1 人体骨骼结构

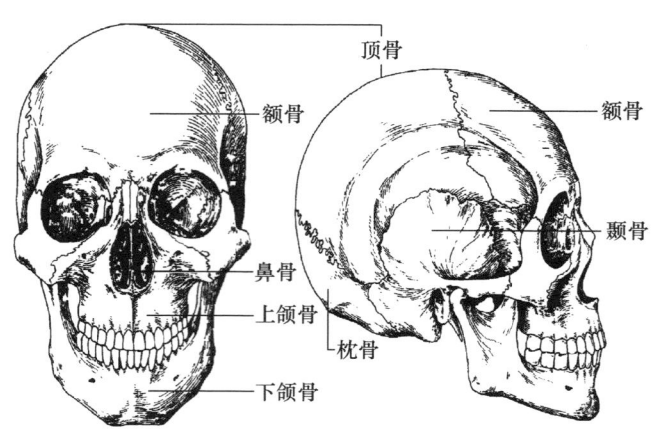

图 2-2 颅骨

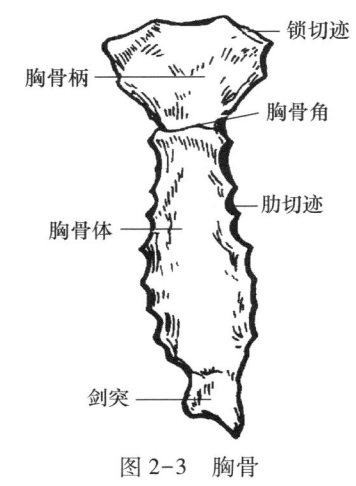

图 2-3 胸骨

（2）肋骨。肋骨是人体两侧的长条形的骨，形状扁而弯，后接脊柱，前连胸骨，有保护胸腔内脏的作用，如图 2-4 所示。

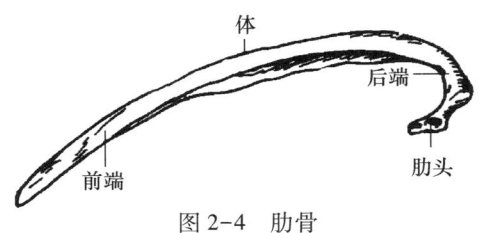

图 2-4 肋骨

（3）椎骨。椎骨位于人体颈、胸、腰、骶、尾的正中，依其所在部位分别称为颈椎、胸椎、腰椎、骶椎、尾椎。

1）颈椎。颈椎共有 7 块，第 1、第 2、第 7 颈椎的结构特殊，与保健按摩关系最密切的是第 7 颈椎（见图 2-5）。第 7 颈椎又称隆椎，在人体颈部最突出，很容易摸到，所以成为按摩时寻找穴位的重要骨性标志。

2）胸椎。胸椎是胸部的椎骨，共有 12 块，较颈椎大，如图 2-6 所示。胸椎与胸骨和肋骨构成人体的胸廓。

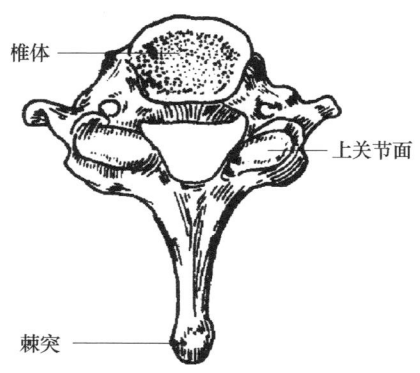

图 2-5 第 7 颈椎（上面观）

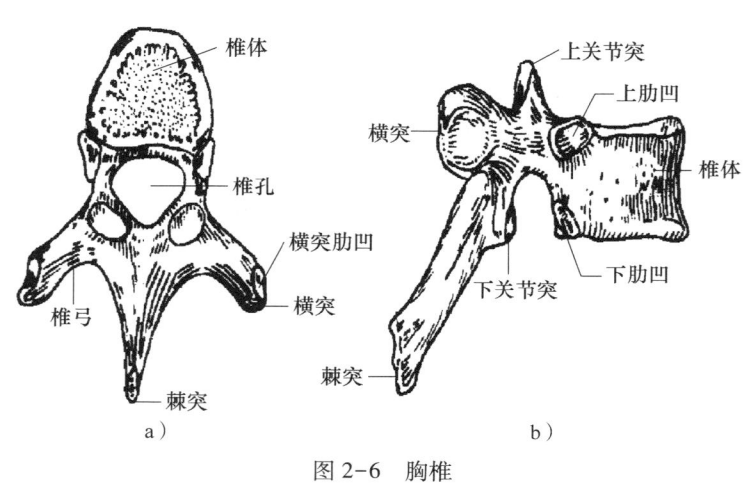

图 2-6 胸椎
a）正面观　b）侧面观

3）腰椎。腰椎是腰部的椎骨，共有 5 块，较胸椎大，如图 2-7 所示。腰椎是人体承重最大的椎骨。

（4）骶骨与尾骨。成年人有 1 块骶骨和 1 块尾骨，骶骨由 5 块骶椎融合而成，尾骨由 3~4 块尾椎融合而成。骶骨与尾骨结构如图 2-8 所示。

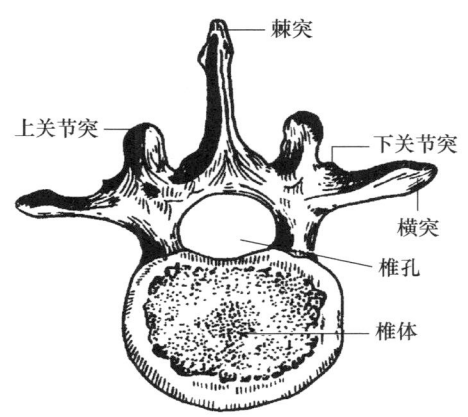

图 2-7 腰椎（上面观）

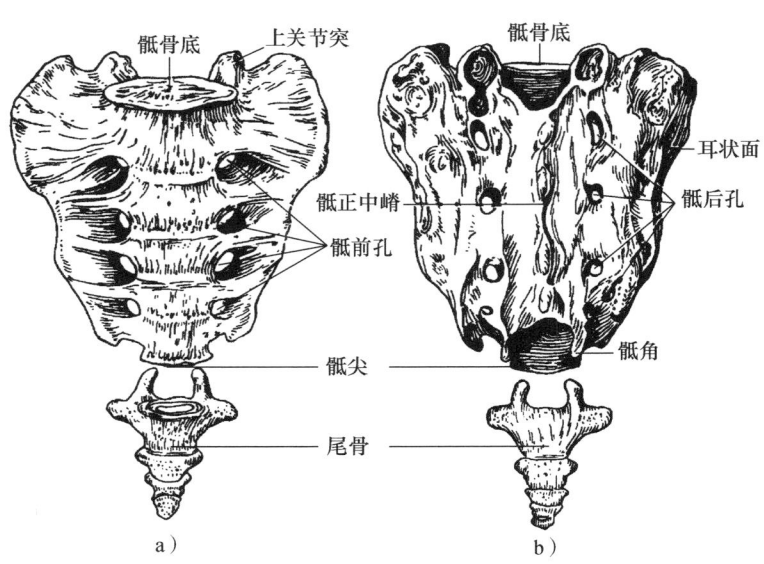

图 2-8 骶骨与尾骨
a) 正面观　b) 后面观

3. 四肢骨

正常成年人共有 126 块四肢骨，四肢骨包括锁骨、肩胛骨、上臂骨、前臂骨、手骨、髋骨、大腿骨、膝盖骨、小腿骨、足骨。四肢骨的组成如图 2-9 所示。

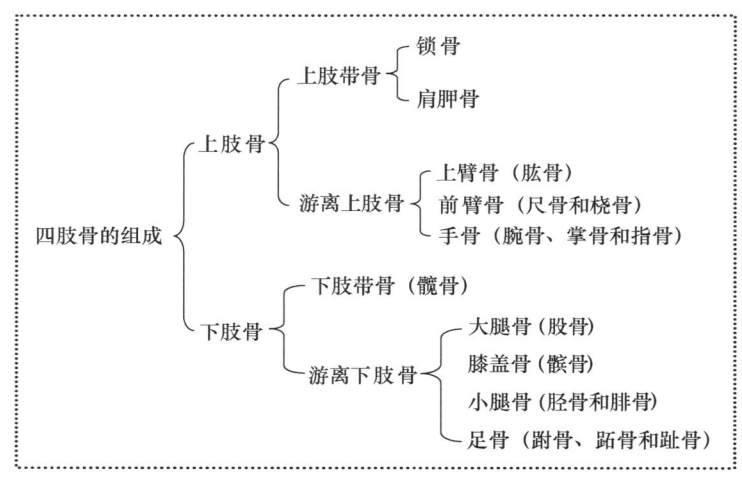

图 2-9 四肢骨的组成

（1）锁骨。锁骨（见图 2-10）位于胸部前上方，全长都可以摸到。

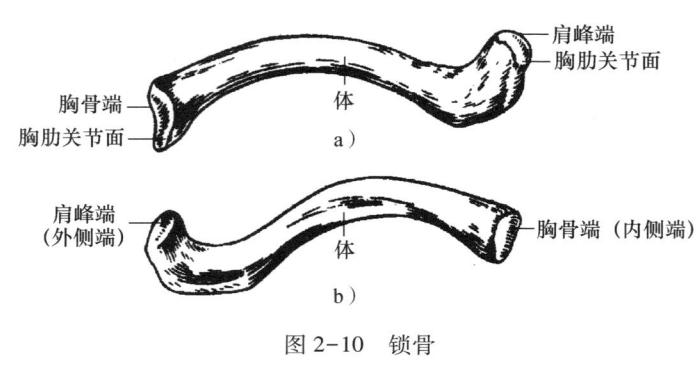

图 2-10 锁骨
a）上面观 b）下面观

(2) 肩胛骨。肩胛骨是三角形的扁骨，位于背侧外上方，如图 2-11 所示。

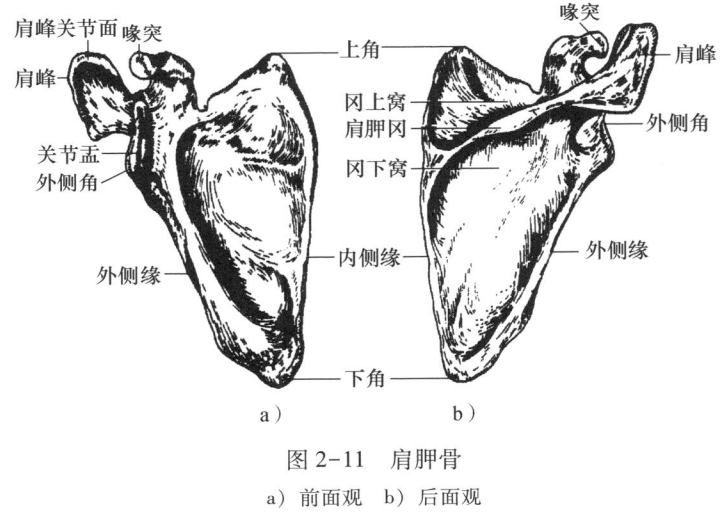

图 2-11　肩胛骨
a) 前面观　b) 后面观

(3) 上臂骨。上臂骨又称肱骨，上端与肩胛骨相连，下端与前臂骨相连，如图 2-12 所示。上臂骨与前臂骨、手骨一起构成游离上肢骨。

(4) 前臂骨。前臂骨包括尺骨和桡骨。尺骨（见图 2-13）位于前臂内侧，桡骨（见图 2-14）位于前臂外侧。

(5) 手骨。手骨包括腕骨、掌骨和指骨。腕骨由 8 块不规则的短骨组成，掌骨由 5 块长骨组成，指骨由 14 块骨组成。手骨结构如图 2-15 所示。

(6) 下肢带骨。下肢带骨（见图 2-16）即髋骨，位于盆腔两侧。

(7) 大腿骨。大腿骨（见图 2-17）即股骨，是人体最长的长骨。

(8) 膝盖骨。膝盖骨也称髌骨，如图 2-18 所示。

(9) 小腿骨。小腿骨包括胫骨和腓骨，胫骨（见图 2-19）位于小腿内侧，腓骨（见图 2-20）位于小腿外侧。

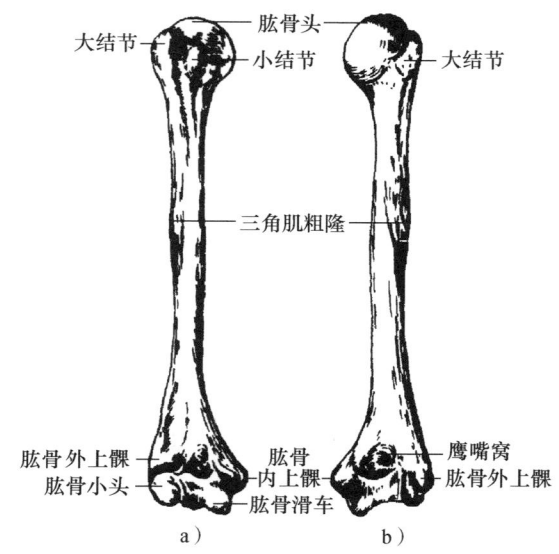

图 2-12 上臂骨

a）前面观 b）后面观

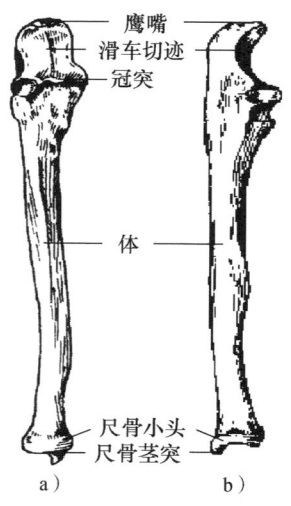

图 2-13 尺骨

a）前面观 b）外侧面观

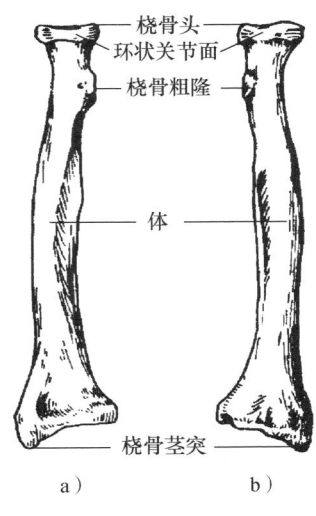

图 2-14 桡骨
a）前面观 b）后面观

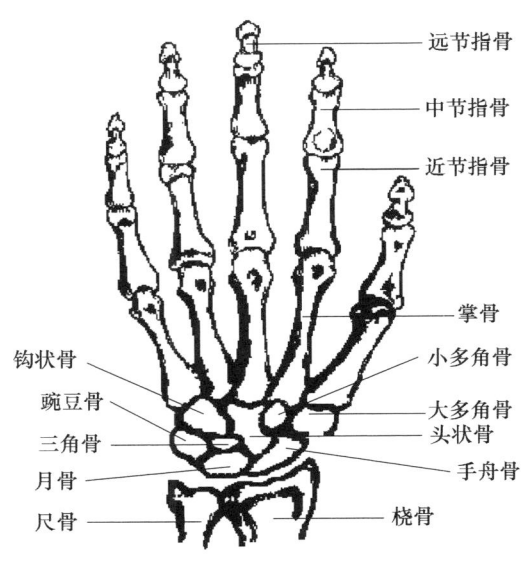

图 2-15 手骨（正面观）

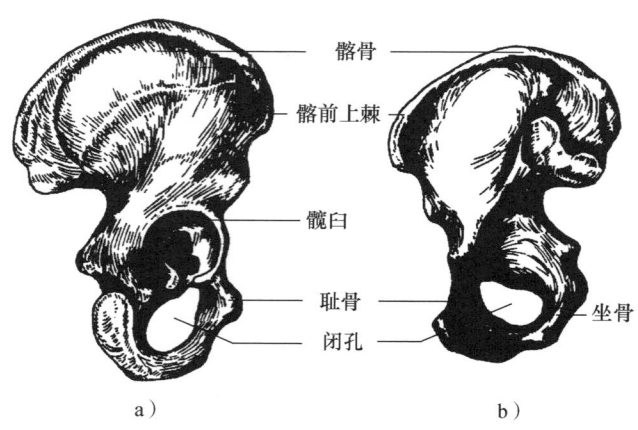

图 2-16 下肢带骨
a）外面观 b）内面观

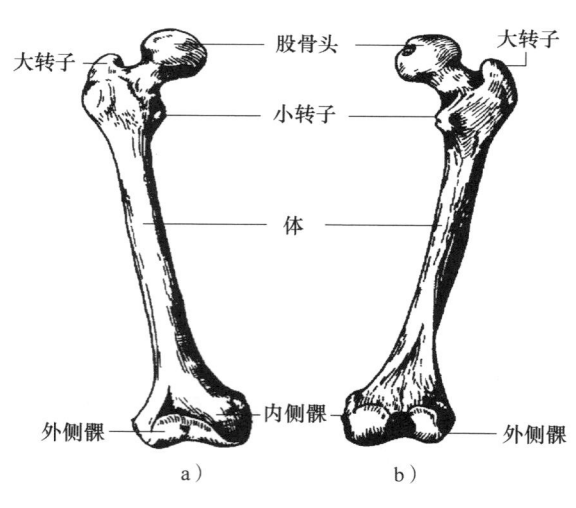

图 2-17 大腿骨
a）前面观 b）后面观

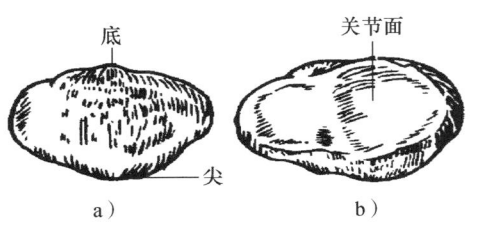

图 2-18　膝盖骨
a）前面观　b）后面观

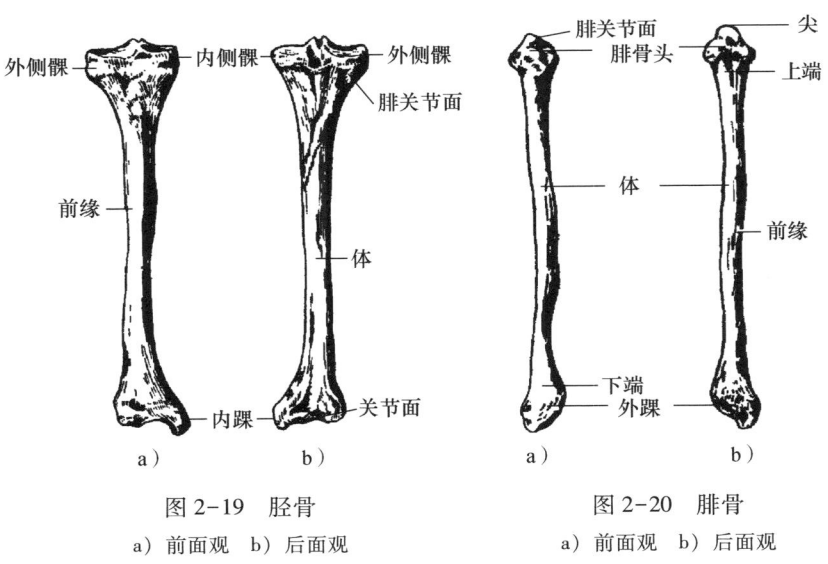

图 2-19　胫骨
a）前面观　b）后面观

图 2-20　腓骨
a）前面观　b）后面观

（10）足骨。足骨包括跗骨、跖骨、趾骨。跗骨共 7 块，跖骨共 5 块，趾骨共 14 块。跗骨属短骨，后面为距骨和跟骨，中间为舟骨，前面有内侧楔骨、中间楔骨、外侧楔骨和位于跟骨前方的骰骨。足骨如图 2-21 所示。

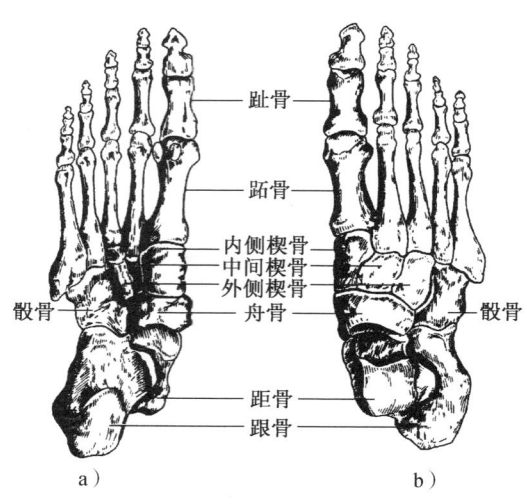

图 2-21　足骨
a）下面观　b）上面观

二、人体肌肉结构

人体的肌肉依据功能和结构的不同分为心肌、平滑肌和骨骼肌，运动系统的肌肉全部是骨骼肌。从事保健按摩除需了解与人体运动有关的骨骼知识外，还需了解骨骼肌的相关知识。

这里主要介绍人体部分骨骼肌的起止点及主要功能，见表 2-1。

表 2-1　　　　人体部分骨骼肌的起止点及主要功能

肌肉名称	起止点	主要功能
胸锁乳突肌 （见图 2-22）	位于颈部两侧 起点：胸骨和锁骨 止点：乳突	两侧同时收缩，使头后仰；单侧收缩，头屈向收缩侧，面转向对侧

续表

肌肉名称		起止点	主要功能
上肢部分肌（见图2-23）	三角肌	位于肩部，呈三角形，包肩 起点：锁骨外侧端、肩峰和肩胛冈 止点：肱骨三角肌粗隆	前部使上臂伸或屈，中部使上臂内收，后部使上臂伸或外展
	胸大肌	位于胸廓前面，呈扇形 起点：锁骨内侧，胸骨和第1—6肋软骨的前面 止点：肱骨大结节	上臂内收和内旋；上肢固定时，提肋以助吸气
	冈上肌	起点：肩胛冈上窝 止点：肱骨大结节	协助三角肌，使臂外展
	冈下肌	起点：肩胛冈下窝 止点：肱骨大结节	使臂外旋
	肱二头肌	主要位于上臂前面，呈梭形 起点：长头起于肩胛骨关节盂上方，短头起于肩胛骨喙突 止点：桡骨粗隆	屈肘关节，长头能协助屈肩关节，使前臂向上臂靠拢
	肱三头肌	位于上臂后面 起点：长头起于肩胛骨关节盂下方，外侧头起于肱骨后面桡神经沟的外上方，内侧头起于肱骨后面桡神经沟的内下方 止点：尺骨鹰嘴	伸前臂和上臂
	拇长屈肌	起点：桡骨中部前面，前臂骨间膜 止点：拇指末节指骨底	屈拇指
	拇长伸肌	起点：尺骨中部后面，前臂骨间膜 止点：拇指末节指骨底	伸拇指

续表

肌肉名称		起止点	主要功能
下肢部分肌（见图2-24）	臀大肌	位于臀部两侧，大而肥厚 起点：髂骨外面和骶骨后面 止点：上部止于髂胫束，下部止于臀肌粗隆	大腿后伸及外旋；大腿固定时，可伸直躯干
	股四头肌	位于大腿前面，包括四块肌肉，分别是股直肌、股中间肌、股内侧肌和股外侧肌 起点：股直肌起于髂前上棘；股中间肌在股直肌下面，起于股骨体前面；股内侧肌和股外侧肌起于股骨粗线 止点：四个头合并，向下延伸为髌韧带，包绕髌骨前，止于胫骨粗隆	伸膝关节，其中股直肌还可屈髋关节
	股二头肌	位于大腿后面 起点：长头起于坐骨结节，短头起于股骨粗线 止点：两头合并，止于腓骨头	屈膝关节
	腓肠肌	位于小腿后面，浅层有两个头，与比目鱼肌合称小腿三头肌 起点：两个头分别起于股骨内、外侧髁 止点：两头与比目鱼肌延伸合并在一起，成腱止于跟骨后面。此腱强大，称为跟腱	屈小腿，上提足跟

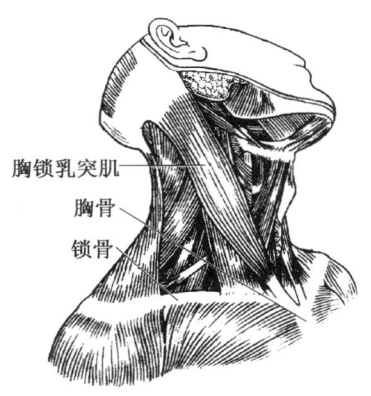

图 2-22　胸锁乳突肌（侧面观）

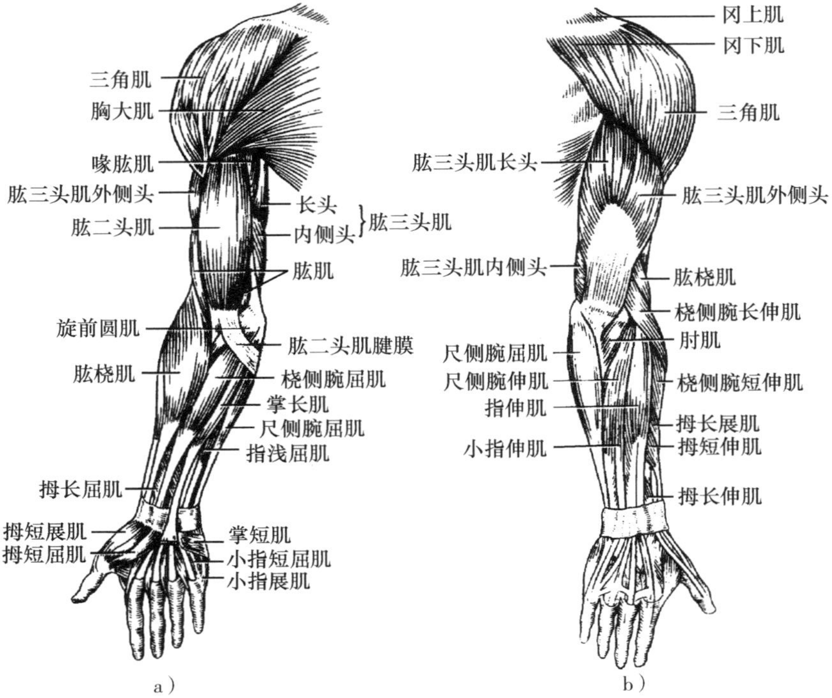

图 2-23　上肢部分肌

a）前面观　b）后面观

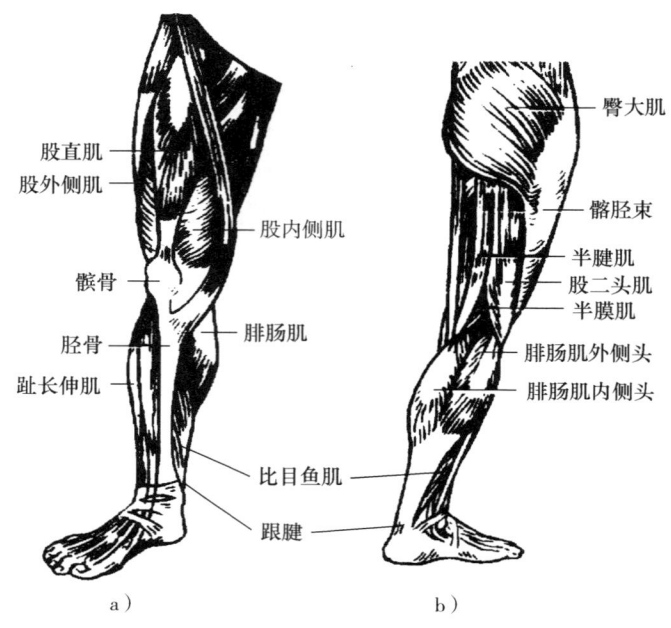

图 2-24 下肢部分肌
a）前面观 b）后面观

三、循环系统基础知识

保健按摩的各类手法施于人体的不同部位，可改善人体局部乃至全身的血液循环和淋巴循环，因而可增强人体组织和器官的生理机能，提高人体免疫力，达到祛病保健的目的。

1. 血液循环的基本功能

血液、血管和心脏构成人体的血液循环系统，在心脏有节律的收缩与舒张作用下，血液流经全身，并不断地循环。在循环中，血液将消化系统吸收的各类营养物质及肺从自然界吸入的氧气运送到全身组织，供其新陈代谢，并把组织代谢的废物及二氧化碳运到肾、皮肤、肺等有关器官排出体外，保证人体正常代谢需要。此外，人体需要的各种内分泌腺分泌的激素也要经血液循环输送。

2. 血液循环系统的分类

血液循环依其路径不同可分为体循环和肺循环，两者同时进行。

体循环：又称大循环，血液在心脏收缩时从左心室射入主动脉，沿各级动脉分支到达全身（头、颈、胸、腹、盆腔、四肢）毛细血管，在毛细血管内与组织之间进行物质交换后经各级分支静脉汇总回到右心房。

肺循环：又称小循环，血液在心脏收缩时从右心室射入肺动脉干，经左、右肺动脉入肺，在肺内经各级分支到达肺泡毛细血管网，在毛细血管网内与肺泡内的空气进行气体交换后，经各级静脉回到左心房。

四、神经系统基础知识

神经系统是人体内循环、消化、感觉、呼吸、泌尿、运动、生殖、内分泌各系统的统帅，在人的生命活动中起主导作用。它使人体各系统功能活动协调一致，调节人体功能活动与外界环境相统一、相适应。

保健按摩各类手法对人体的触摸、按压，在某种程度上是刺激神经系统并给其传达能量，提高其兴奋度和抑制度，从而改善机体各系统的生理功能，达到祛病保健的目的。有关神经系统的分布和功能可参考医学专业相关图书，这里不作具体介绍。

模块2 经络腧穴常识

一、经络常识

经络是人体组织结构的重要组成部分，包括经脉和络脉两部分。

经有路径的意思，是纵行的干线。络有网络的意思，是经脉的分支。经脉又分正经和奇经两大类。正经有十二条，叫十二经脉，它与脏腑直接相通。十二经脉分别循行在体表的一定部位，又与一定的脏腑密切联系，各条经脉之间通过络脉相互沟通，从而使肌体的各个部分通过络脉相互沟通，成为一个整体。奇经有八条，不与脏腑直接相通，是"别道奇行"的经脉。

可以阴、阳来表明十二经脉的属性，凡是与脏相连，循行在肢体内侧的经脉叫作阴经；凡是与腑相连，循行在肢体外侧的经脉叫作阳经。同时，根据脏的性质和循行位置，十二经脉又分为手三阴、手三阳、足三阴、足三阳经。

奇经八脉即督脉、任脉、冲脉、带脉、阴跷脉、阳跷脉、阴维脉、阳维脉八条脉的总称。这八条脉不与脏腑直接相通，不受十二经脉循环次序的制约，是"别道奇行"的经脉，所以叫作"奇经"。

经脉是经络系统的重要组成。十二经脉与任脉、督脉合称十四经脉，十四经脉上有361个经穴，这些经穴在治疗中具有重要意义。任脉位于前正中线，属阴经；督脉位于头后面躯干的后正中线上，属阳经。保健按摩从业人员需要明确十四经脉的走向及主要穴位。

二、十四经腧穴常识

十四经腧穴是穴位的主体，总共361个，其中单穴52个，双穴309个。

单穴是指任脉经穴[①]与督脉经穴。双穴是指身体中线双侧、左右对称的穴位，即手足十二经穴。

---

① 经穴指隶属于经脉的穴位。

1. 任脉经穴（见图2-25）

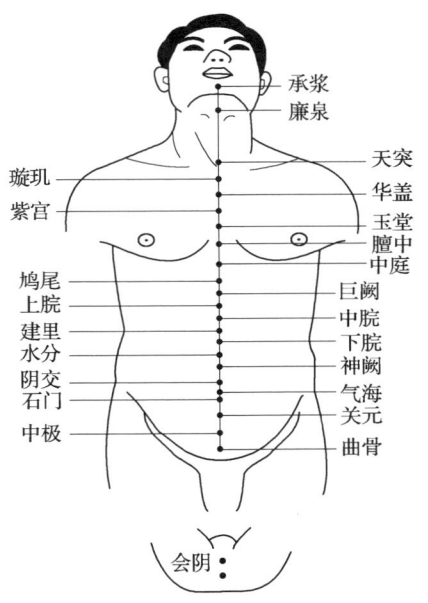

图2-25　任脉经穴

任脉经穴分布在会阴、腹、胸、颈、下颌部的正中线上，起于会阴，止于承浆，共24个穴位，按顺序是：会阴、曲骨、中极、关元、石门、气海、阴交、神阙、水分、下脘、建里、中脘、上脘、巨阙、鸠尾、中庭、膻中、玉堂、紫宫、华盖、璇玑、天突、廉泉、承浆。

保健常用任脉经穴的位置及主治如下：

（1）中极

位置：在脐下4寸[①]，腹正中线上。

主治：月经不调、阳痿早泄、水肿。

---

① 1寸≈3.33厘米。

(2) 关元

位置：在脐下 3 寸。

主治：虚劳冷惫、少腹疼痛、消渴、阳痿。

(3) 气海

位置：在脐下 1.5 寸。

主治：绕脐腹痛、水谷不化、大便不通。

(4) 神阙

位置：在脐中央。

主治：中风虚脱、四肢厥冷、小便不禁。

(5) 建里

位置：上腹部前正中线上，脐上 3 寸。

主治：胃痛、呕吐、食欲不振、腹胀、水肿。

(6) 中脘

位置：腹前正中线，脐上 4 寸处。

主治：胃痛、慢性胃炎、呕吐、呃逆。

(7) 华盖

位置：在胸部前正中线上，平第一肋间隙。

主治：咳嗽气喘、胸胁痛、咽肿。

(8) 天突

位置：在胸骨上窝中央。

主治：咳嗽哮喘、咽喉肿痛。

2. 督脉经穴（见图 2-26）

督脉经穴分布在尾骶、腰背、颈项、头面、鼻口部的正中线上，起于长强，止于龈交，共 28 个穴位，按顺序是：长强、腰俞、阳关、命门、悬枢、脊中、中枢、筋缩、至阳、灵台、神道、身柱、陶道、大椎、哑门、风府、脑户、强间、后顶、百会、前顶、囟会、上星、神庭、素髎、人中、兑端、龈交。

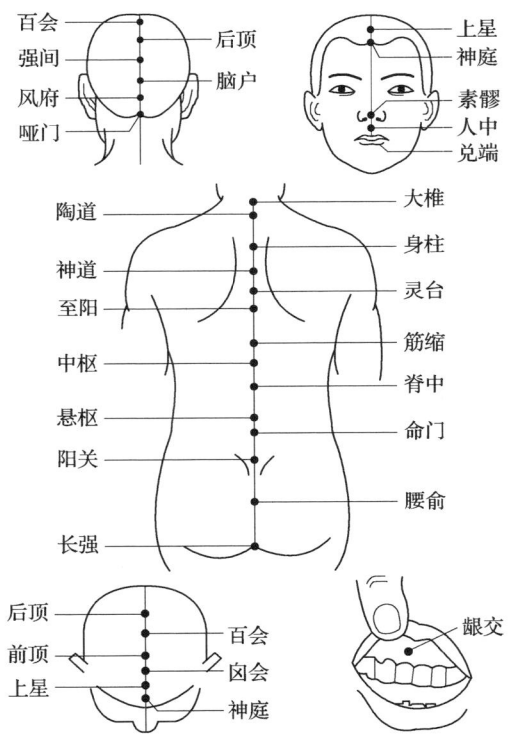

图 2-26　督脉经穴

保健常用督脉经穴的位置及主治如下：

（1）长强

位置：在尾骨端与肛门连线的中点处。

主治：便秘、腰背疼痛、便血、癫狂。

（2）命门

位置：在第二腰椎棘突凹陷中。

主治：腰痛虚损、五劳七伤、头晕耳鸣。

（3）大椎

位置：在第七颈椎棘突下凹陷处。

主治：肩背疼痛、角弓反张、呕吐、中暑。

（4）百会

位置：在头顶部，前发际正中直上5寸处。

主治：头痛、眩晕、健忘、耳鸣、鼻塞。

3. 手足十二经穴

手足十二经气血流注顺序是：肺经起，肝经止。肝经交肺经，循环往复，如环无端，下面按顺序介绍手足十二经穴。

（1）手太阴肺经穴（见图2-27）。经穴分布在胸部的外上方、上肢的掌面桡侧、手掌桡侧。起于中府，止于少商，左右各11个穴位。穴位名称依次为：中府、云门、天府、侠白、尺泽、孔最、列缺、经渠、太渊、鱼际、少商。

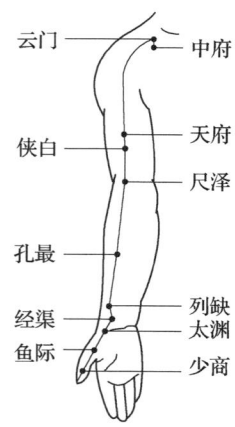

图2-27 手太阴肺经穴

保健常用手太阴肺经穴的位置及主治如下：

1）中府

位置：位于前胸外上方，平第一肋间隙，距胸正中线6寸。

主治：咳嗽气喘、胸中烦闷、肩背痛、腹胀呕逆。

2）尺泽

位置：位于肘横纹中，肱二头肌腱桡侧凹陷处。

主治：咽喉肿痛、胸部胀满、肘臂挛痛。

（2）手阳明大肠经穴（见图2-28）。经穴分布在食指桡侧、上肢背面的桡侧及颈、面部。起于商阳，止于迎香，左右各20个穴位。穴位名称依次为：商阳、二间、三间、合谷、阳溪、偏历、温溜、下廉、上廉、手三里、曲池、肘髎、手五里、臂臑、肩髃、巨骨、天鼎、扶突、禾髎、迎香。

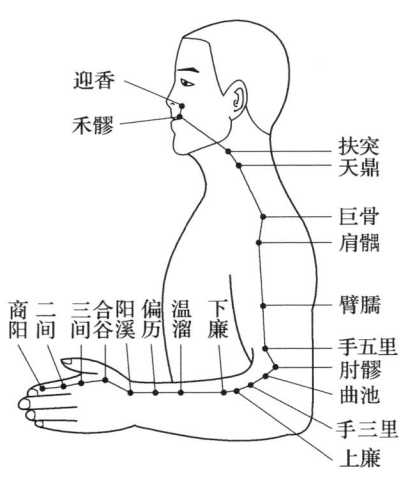

图 2-28 手阳明大肠经穴

保健常用手阳明大肠经穴的位置及主治如下：

1）曲池

位置：屈肘成直角，在肘横纹外侧。

主治：上肢关节疼、瘫痪、麻木、高血压、高烧、过敏性疾病、皮肤病等。

2）迎香

位置：位于鼻翼外缘中点旁0.5寸，鼻唇沟中。

主治：鼻塞、鼻炎、口眼歪斜。

（3）足阳明胃经穴（见图2-29）。经穴分布在头面部、颈部、胸腹部、下肢的前外侧面。起于承泣，止于厉兑，左右各45个穴位。穴位名称依次为：承泣、四白、巨髎、地仓、大迎、颊车、下关、头维、人迎、水突、气舍、缺盆、气户、库房、屋翳、膺窗、乳中、乳根、不容、承满、梁门、关门、太乙、滑肉门、天枢、外陵、大巨、水道、归来、气冲、髀关、伏兔、阴市、梁丘、犊鼻、足三里、上巨虚、条口、下巨虚、丰隆、解溪、冲阳、陷谷、内庭、厉兑。

保健常用足阳明胃经穴的位置及主治如下：

1）承泣

位置：面部瞳孔直下，眼球与眶下缘之间。

主治：目赤肿痛、夜盲、口眼歪斜、迎风流泪。

2）四白

位置：面部瞳孔直下，眶下孔凹陷处。

主治：目赤痛痒、目翳、眼睑𥆧动、迎风流泪、头面疼痛、口眼歪斜。

3）地仓

位置：面部口角外侧，上直对瞳孔。

主治：口眼歪斜、目赤肿痛、流泪、唇缓不收。

4）头维

位置：在头侧部，额角发际上0.5寸。

主治：头痛目眩、眼痛、视物不清。

5）足三里

位置：在小腿外侧，距胫骨前缘一横指，犊鼻穴下3寸。

主治：腹胀呕吐、胃痛、消化不良。

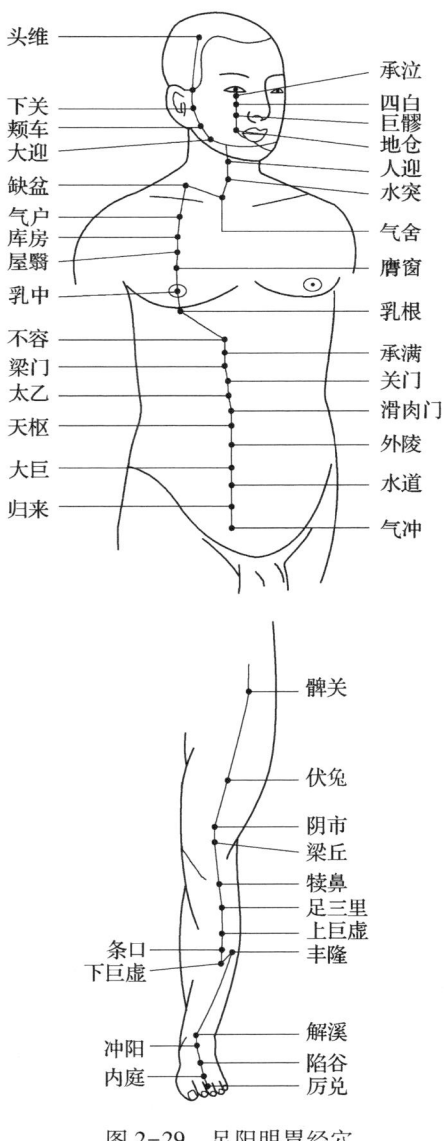

图 2-29 足阳明胃经穴

（4）足太阴脾经穴（见图2-30）。经穴分布在足大趾、内踝、下肢内侧、腹胸部的第三侧线。起于隐白，止于大包，左右各21个穴位。穴位名称依次为：隐白、大都、太白、公孙、商丘、三阴交、漏谷、地机、阴陵泉、血海、箕门、冲门、府舍、腹结、大横、腹哀、食窦、天溪、胸乡、周荣、大包。

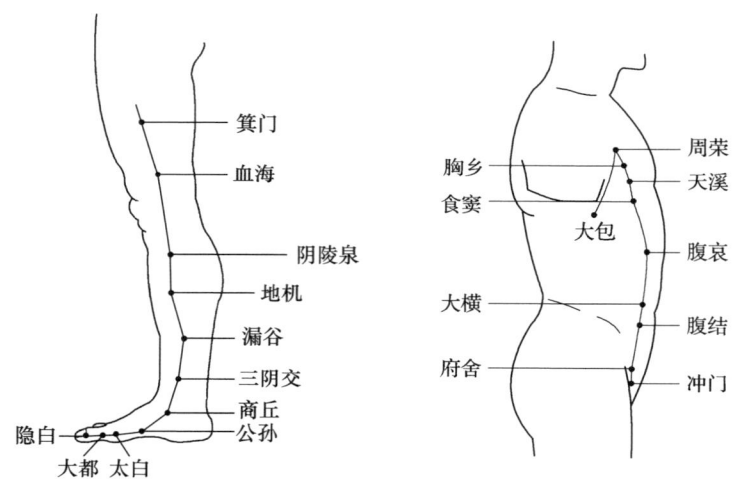

图2-30 足太阴脾经穴

保健常用足太阴脾经穴是三阴交穴，其位置及主治如下：

位置：在内踝骨最高点往上3寸处。

主治：脾胃虚弱、消化不良、月经不调、失眠、神经性皮炎。

（5）手少阴心经穴（见图2-31）。经穴分布在腋下、上肢掌侧面的内侧和小指的桡侧。起于极泉，止于少冲，左右各9个穴位。穴位名称依次为：极泉、青灵、少海、灵道、通里、阴郄、神门、少府、少冲。

保健常用手少阴心经穴是神门穴，其位置及主治如下：

位置：在尺侧腕屈肌腱的桡侧缘，腕掌横纹尺侧端。

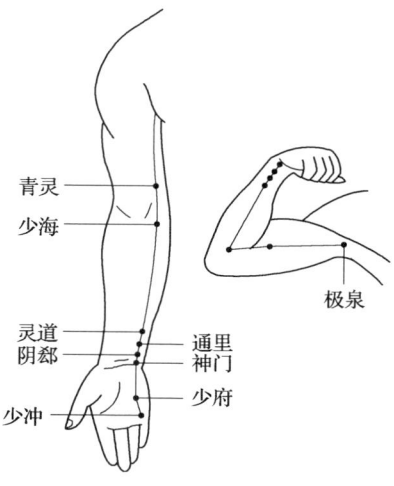

图 2-31 手少阴心经穴

主治：心悸失眠、骨蒸盗汗。

（6）手太阳小肠经穴（见图 2-32）。经穴分布在指、掌尺侧，上肢背侧面的尺侧缘，肩胛及面部。起于少泽，止于听宫，左右各

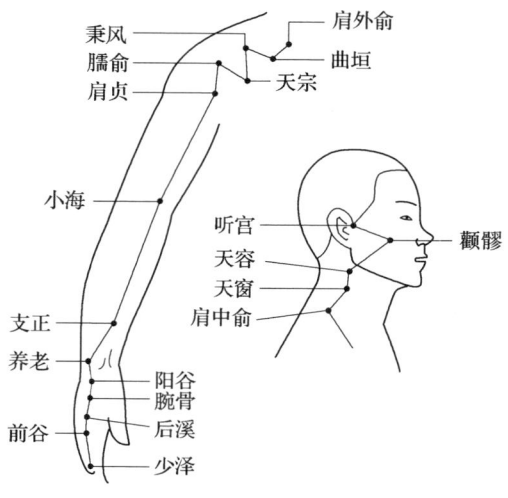

图 2-32 手太阳小肠经穴

19个穴位。穴位名称依次为：少泽、前谷、后溪、腕骨、阳谷、养老、支正、小海、肩贞、臑俞、天宗、秉风、曲垣、肩外俞、肩中俞、天窗、天容、颧髎、听宫。

保健常用手太阳小肠经穴的位置及主治如下：

1）肩外俞

位置：背部，第一胸椎棘突下，后正中线旁开3寸。

主治：肩背疼痛、颈项挛拘等症。

2）听宫

位置：面部耳屏前，下颌骨髁状突后方，张口时凹陷处。

主治：耳鸣、耳聋、聤耳，齿痛，癫狂痫。

（7）足太阳膀胱经穴（见图2-33）。经穴分布在头、颈、背、腰部的脊柱两侧，下肢外侧，小趾末端。起于睛明，止于至阴，左右各67个穴位。穴位名称依次为：睛明、攒竹、眉冲、曲差、五处、承光、通天、络却、玉枕、天柱、大杼、风门、肺俞、厥阴俞、心俞、督俞、膈俞、肝俞、胆俞、脾俞、胃俞、三焦俞、肾俞、气海俞、大肠俞、关元俞、小肠俞、膀胱俞、中膂俞、白环俞、上髎、次髎、中髎、下髎、会阳、承扶、殷门、浮郄、委阳、委中、附分、

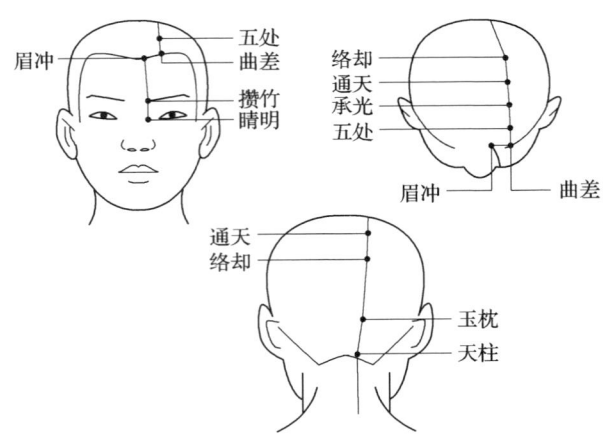

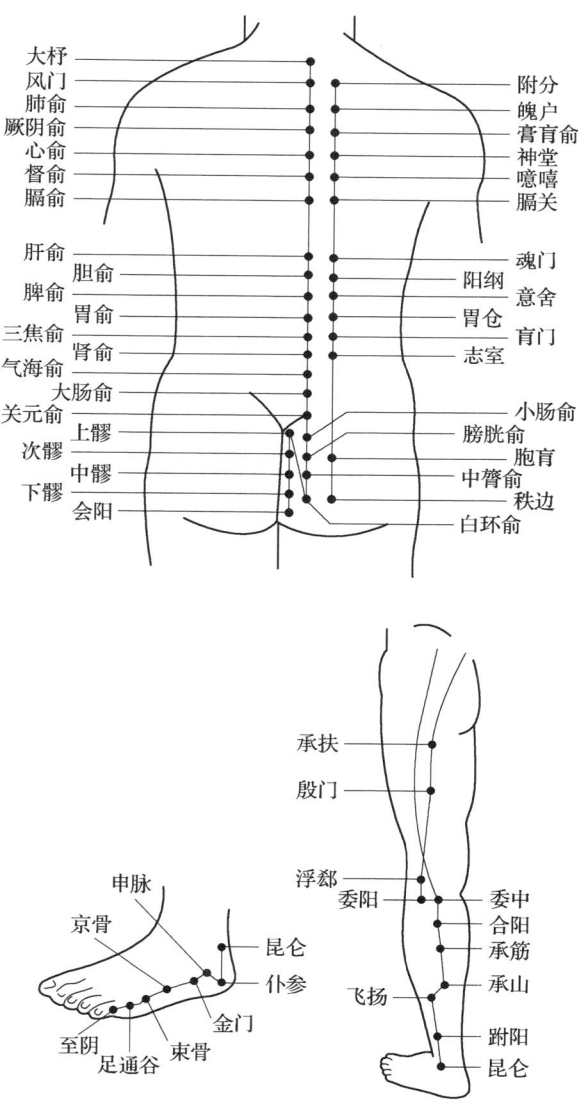

图 2-33 足太阳膀胱经穴

魄户、膏肓俞、神堂、噫嘻、膈关、魂门、阳纲、意舍、胃仓、肓门、志室、胞肓、秩边、合阳、承筋、承山、飞扬、跗阳、昆仑、仆参、申脉、金门、京骨、束骨、足通谷、至阴。

保健常用足太阳膀胱经穴的位置及主治如下：

1）大杼

位置：在背部第一胸椎棘突下旁开1.5寸。

主治：发烧咳嗽、项背强痛、头痛鼻塞。

2）肺俞

位置：在背部第三胸椎棘突下旁开1.5寸。

主治：咳嗽气喘、胸满、盗汗。

3）心俞

位置：在背部第五胸椎棘突下旁开1.5寸。

主治：心悸健忘、惊悸心烦、心痛。

4）肝俞

位置：在背部第九胸椎棘突下旁开1.5寸。

主治：胁痛、胸胁满闷、目疾、唾血、多梦失眠。

5）胆俞

位置：在背部第十胸椎棘突下旁开1.5寸。

主治：口苦、饮食不下、咽痛咽干。

6）脾俞

位置：在背部第十一胸椎棘突下旁开1.5寸。

主治：胃脘胀痛、呕吐。

7）胃俞

位置：背部，第十二胸椎棘突下旁开1.5寸。

主治：胃脘痛、腹胀、完谷不化、胸胁痛。

8）肾俞

位置：在腰部第二腰椎棘突下旁开1.5寸。

主治:月经不调、腰膝冷痛、咳喘气短、耳鸣目花。

(8)足少阴肾经穴(见图2-34)。经穴分布在足心,内踝后,跟腱前缘,下肢内侧前缘、腹部、胸部。起于涌泉,止于俞府,左右各27个穴位。穴位名称依次为:涌泉、然谷、太溪、大钟、水

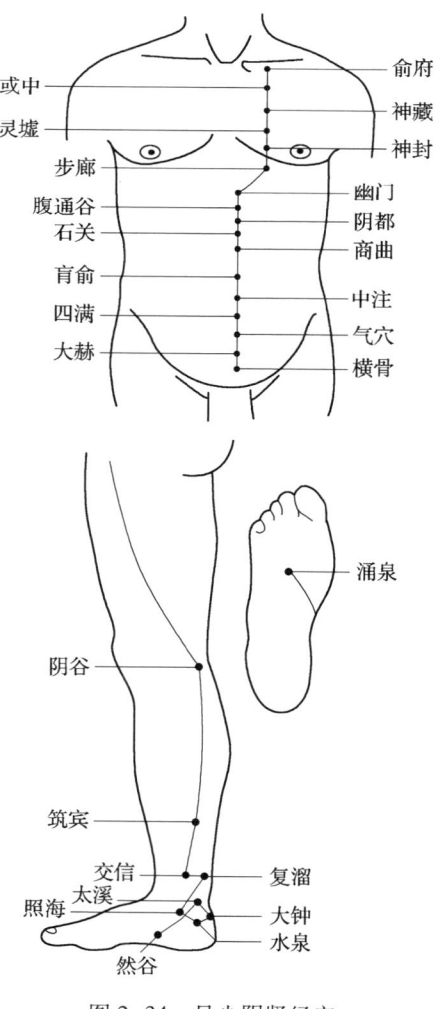

图2-34 足少阴肾经穴

泉、照海、复溜、交信、筑宾、阴谷、横骨、大赫、气穴、四满、中注、肓俞、商曲、石关、阴都、腹通谷、幽门、步廊、神封、灵墟、神藏、或中、俞府。

保健常用足少阴肾经穴位置及主治如下：

1）涌泉

位置：在足底部，蜷足时在足前部凹陷处。

主治：头晕眼花、咽喉痛、转筋、足心热。

2）四满

位置：脐下2寸，腹中线旁开约0.5寸。

主治：月经不调、阳痿、腰脊痛。

(9) 手厥阴心包经穴（见图2-35）。经穴分布在乳旁、上肢掌侧面中间及中指末端。起于天池，止于中冲，左右各9个穴位。穴位名称依次为：天池、天泉、曲泽、郄门、间使、内关、大陵、劳宫、中冲。

保健常用手厥阴心包经穴的位置及主治如下：

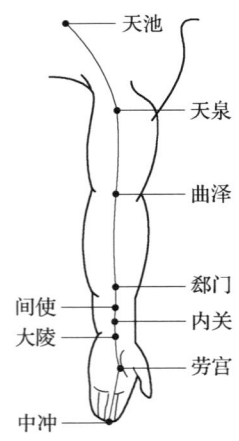

图2-35 手厥阴心包经穴

1)内关

位置:伸臂,仰掌,前臂内侧,腕横纹上2寸,两筋之间。

主治:心脏疾病、神经系统疾病、精神障碍、胃痛、呕吐、各种疼痛等。

2)大陵

位置:在腕掌横纹的中点处。

主治:腕关节疼痛、胃痛。

3)劳宫

位置:在第二、第三掌骨之间,偏于第三掌骨的掌心横纹中。

主治:中风昏迷、口臭、心痛。

(10)手少阳三焦经穴(见图2-36)。经穴分布在无名指外侧,手背、上肢外侧中间,肩部、颈部、耳翼后缘,眉毛外端。起于关冲,止于丝竹空,左右各23个穴位。穴位名称依次为:关冲、液门、中渚、阳池、外关、支沟、会宗、三阳络、四渎、天井、清冷

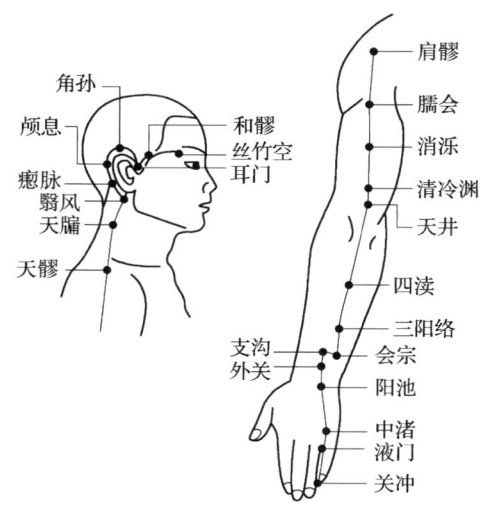

图2-36 手少阳三焦经穴

渊、消泺、臑会、肩髎、天髎、天牖、翳风、瘛脉、颅息、角孙、耳门、和髎、丝竹空。

保健常用手少阳三焦经穴是外关穴，其位置及主治如下：

位置：尺骨与桡骨之间，腕背横纹上2寸。

主治：五官疾病、手臂屈伸不利、手颤。

（11）足少阳胆经穴（见图2-37）。经穴分布在目外眦、颞部、耳后、肩部、胁肋部、下肢外侧、膝外侧、外踝的前下方、足第四趾端等部位。起于瞳子髎，止于足窍阴，左右各44个穴位。穴位名称依次为：瞳子髎、听会、上关、颔厌、悬颅、悬厘、曲鬓、率谷、天冲、浮白、窍阴、完骨、本神、阳白、临泣、目窗、正营、承灵、脑空、风池、肩井、渊腋、辄筋、日月、京门、带脉、五枢、维道、居髎、环跳、风市、中渎、阳关、阳陵泉、阳交、外丘、光明、阳辅、悬钟（绝骨）、丘墟、足临泣、地五会、侠溪、足窍阴。

保健常用足少阳胆经穴的位置及主治如下：

1）风池

位置：在枕骨之下，斜方肌上端与胸锁乳突肌之间凹陷中。

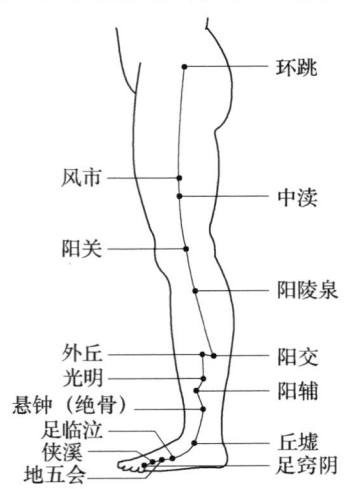

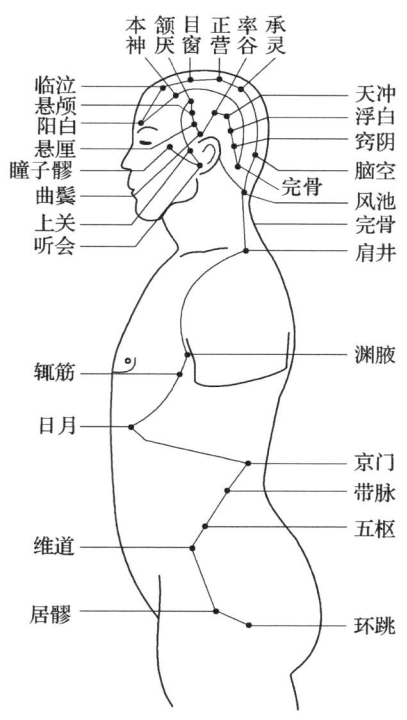

图 2-37 足少阳胆经穴

主治：头痛眩晕、颈项强痛、感冒中风。

2）肩井

位置：在大椎与肩峰端连线的中点上。

主治：肩背疼痛、手臂不举、诸虚百损。

3）环跳

位置：侧卧屈股，股骨大转子高点与骶管裂孔连线的外 1/3 处。

主治：腰腿疼痛、瘫痪、半身不遂、闪腰。

（12）足厥阴肝经穴（见图 2-38）。经穴分布在足背、内踝前、胫骨内侧面、大腿内侧、前阴、胁肋部。起于大敦，止于期门，左右各 14 个穴位。穴位名称依次为：大敦、行间、太冲、中封、蠡沟、中都、膝关、曲泉、阴包、足五里、阴廉、急脉、章门、期门。

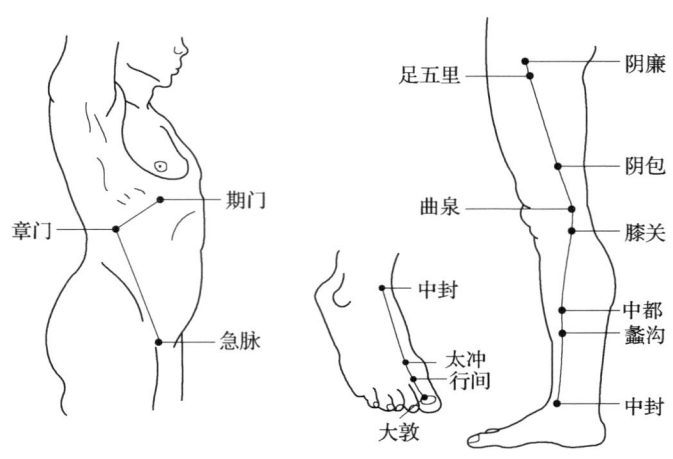

图 2-38　足厥阴肝经穴

保健常用足厥阴肝经穴的位置及主治如下：

1）大敦

位置：在足大趾末节外侧，距趾甲角 0.1 寸。

主治：经闭、崩漏、阴挺、疝气、遗尿、癫痫。

2）太冲

位置：在足背侧，第 1 跖骨间隙的后方凹陷处。

主治：头痛、眩晕、目赤肿痛、口歪、癫痫、疝气、崩漏、月经不调、遗尿、下肢痿痹。

3）章门

位置：在侧腹部，第 11 肋游离端的下方。

主治：腹胀、泄泻、胁痛、痞块。

4）期门

位置：在乳头直下第 6 肋间隙，前正中线旁开 4 寸。

主治：胸胁胀痛、乳痈、腹胀、呕吐。

以上为十四经经穴。此外，人身上还有两类穴位：一类穴位叫经外奇穴，另一类穴位叫阿是穴。经外奇穴是经穴的补充，其中有一些也是常用的，如头面部的太阳、印堂、四神聪、鱼腰，舌下的金津、玉液，背部的华佗夹脊，手上的十宣、八邪，足上的八风等。这类穴位有固定的位置和主治功能。阿是穴无固定位置，又叫"不定穴""压痛点"。

模块 3　保健按摩服务程序和规范要求

一、保健按摩服务程序

保健按摩服务程序是人们在实践中总结出来的，服务过程中应严格按程序一项接一项、一环接一环地进行服务，不可随心所欲，杂乱无章。同时，服务程序又具有一定的灵活性，在具体执行中常常因人、因事而异。服务项目不同，各个环节的服务程序、安排保健按摩的具体步骤也不相同。

保健按摩服务程序通常包括准备、迎宾、按摩、按摩后服务四大部分，它们相辅相成，哪个环节出了问题都会影响到整体工作。

1. 准备工作

（1）做好个人卫生，穿好按摩制服。

（2）佩戴胸卡，胸卡上要有按摩人员的姓名、照片、工号等。

（3）不得留长指甲，不得佩戴首饰，如戒指、项链等。

（4）调整好精神状态，精力充沛地为宾客服务。

（5）准备好签单用的费用单和笔，以备使用。

2. 迎宾服务

宾客入室后，按摩人员要笑脸相迎，站在宾客面前，首先要表示欢迎，其次询问宾客要求，最后示意宾客到指定的按摩床前。

3. 按摩服务

（1）按摩人员指导宾客摆正体位，礼貌地在宾客身上铺好按摩单。

（2）按摩人员根据宾客的要求，开始进行按摩。在按摩过程中，对年纪大或有疾患的宾客，一定要仔细询问其身体健康状况，然后根据具体情况运用恰当的方法解除宾客的不适。

（3）在按摩过程中，应注意适时与宾客交流，关心宾客冷暖，注意询问宾客是否需要休息，并用诚恳亲切的语言征询宾客是否需要延长按摩时间。对于宾客的非礼举动，如轻佻的语言、行为，应予以拒绝和警告，如不听劝告应及时向上级报告。

（4）按摩人员要认真听取宾客反映的在按摩过程中存在的问题，并耐心给予解答。

4. 按摩后服务

（1）按摩结束后，要注意宾客的冷暖，特别是单侧肢体做完，再做另一侧时更需留心。为了表示对宾客的敬重和更好地提高自己的技能，按摩人员还应主动、诚恳地征询宾客意见和建议，并对宾客的支持表示诚挚的感谢。

（2）消费完毕，准备签单。为了让宾客轻松愉快地签单，按摩人员要掌握好时宜。例如，在刚做完按摩，顾客最舒服、最轻松、心情比较好的时候签单。

（3）按摩室整理。按摩人员应主动整理按摩床、枕巾、地面，填写费用结算单，准备下次按摩用品，及时上交费用结算单。

（4）结账。按摩人员需要对宾客享用所有服务项目的费用进行统计，交收银员结账。

二、保健按摩服务规范要求

保健按摩服务需要职业道德意识作为其运行的基础。职业道德意识反映在程序中的具体规范要求就是礼貌服务、友好服务、超值服务等。

1. 礼貌服务

按摩人员的礼貌服务，表现在服务的语言和行为上，而礼貌服务的基础则是职业道德意识。如果没有良好的职业道德意识，没有体现现代文明发展的文化素质与修养，在服务中就做不到礼貌服务。从迎接宾客的那一刻开始，就应从站姿、行姿、手势、说话等方面注意形象，做到微笑服务，让客人有宾至如归的感觉。

2. 友好服务

友好服务应体现在按摩服务的全过程中，在接待宾客时，要求真诚、热情、平等待人，并且要依据宾客的不同需求提供个性化的服务，真正做到让宾客满意。

3. 超值服务

在按摩服务中，往往会遇到宾客在超出营业时间、客满或未预订的情况下到来的情形。服务程序中一般没有要求按摩人员在这种情况下继续服务的硬性规定，那么，此时需要采取的服务形式就是超值服务。

模块4 常用按摩递质及按摩禁忌证

一、常用按摩递质

按摩前涂上相应的按摩递质，可以增强按摩效果。这里仅介绍几种常用的按摩递质，用以了解按摩递质的作用，其使用方法可参考对应的使用说明书。

1. 酊剂

酊剂是药材或药物用不同浓度的乙醇（也可用流浸膏加适量乙醇作溶剂）浸出或溶解制成的澄清液体制剂，长期储存不会变质。制作方法简单，制作过程不需要加热。

2. 浸膏剂、流浸膏剂

浸膏剂是指将药材用适宜溶剂浸出有效成分，再将溶剂大部分或全部蒸出去，浓缩成的稠膏状或固体粉状制剂，一般用于配制其他制剂。浸膏剂在制作过程中经过了长时间的浓缩和干燥，有效成分挥发损失比流浸膏剂大。其制法有渗漉法、煎煮法、浸渍法、加热回流法等。

流浸膏剂是以不同浓度乙醇为溶剂，用渗漉法制备的。制备流浸膏剂时溶剂用量为药材量的 4~8 倍。若药材中含有较多油脂，应先脱脂后浸提。

3. 油剂

油剂是用油脂浸出药中的有效成分制成的含药的油，或用具有药性的动、植物油制成的药剂，可供外用治疗。谷糠油是一种油剂，其制法为：用针在一张厚纸上穿许多小孔，然后用厚纸糊住盆口，上堆谷糠成山状，从顶端用火点着，并随时在上面加谷糠，待谷糠燃烧到接近纸面时，将谷糠及灰扫去（不要燃着纸面，以防谷糠落入油中），撕去盆口的纸，就可以得到谷糠油。谷糠油外用可消炎祛湿。

油剂常用于保健按摩，具有止血化瘀、保护皮肤的作用。甘油制品和红花油等都属于油剂。

4. 散剂

散剂属粉状剂型，是古老的剂型之一。其制备方法简便，剂量容易调整，不含溶剂，有较高的稳定性，便于携带和储存。凡属不溶性药粉的，都适宜制成散剂。一般通过粉碎、过筛、分剂量、包装等过程，获得均匀、稳定、剂量准确及能发挥应有疗效的制剂。粉碎有单独粉碎和混合粉碎两种。在方剂中药材性质相似的，就可以将它们掺和在一起进行粉碎。含糖较多的黏性药材，如熟地，黏性大，吸湿力强，应在60 ℃以下干燥后再粉碎；含脂肪油较多的药材，如桃仁、杏仁等，应先捣成糊状，再与已粉碎的其他药材掺研。混合是制备的主要过程，混合的均匀度与各组分的比例、密度、粉碎度、颗粒大小与形状以及混合时间等均有关系。

5. 水剂

水剂即以水为溶剂，水质量优劣对制剂质量有一定影响，如水中矿物质的含量、pH值的大小以及污染等均能影响制剂质量。以蒸馏水或去离子水配制最为适宜，也可使用自来水或洁净的井水。用热水或温水作溶剂浸渍药材而制成的液体浸渍剂也是水剂。水剂制作简单方便，易于推广，而且剂量大小不受限制。

二、按摩禁忌证

按摩被广泛用于治疗骨伤及内、外、儿、妇、五官科的多种疾病，且在减轻人们的疲劳方面有惊人的效果。但是，按摩本身也有一定的局限性，存在着不适合按摩或按摩有一定危险的情况，也就是禁忌证。在进行按摩前，一定要先了解顾客的情况，判断顾客是否患有禁忌证，如有禁忌证，应禁止按摩。

按摩的禁忌证一般有：

1. 皮肤病及皮肤外伤破损，如湿疹、癣、疱疹、脓肿、蜂窝组织炎、溃疡性皮肤病、烫伤、烧伤等。

2. 感染性疾病，如骨髓炎、骨结核、化脓性关节炎、丹毒等。

3. 内外科危重病症，如严重心脏病、肝病、肺病，急性十二指肠溃疡、急腹症及各种恶性肿瘤等。

4. 有开放性损伤者，如做了血管、神经的吻合术。

5. 有血液病及出血倾向者，如患有恶性贫血、紫癜，体内有金属固定物等。

6. 其他

体质虚弱、经不起轻微手法作用者，如久病、年老体弱的人，不宜做按摩。

妇女妊娠期及月经期均不宜进行腹部按摩。

极度疲劳、醉酒后神志不清、饥饿及饭后半小时以内不宜做按摩。

诊断不明的急性脊柱损伤或伴有脊髓病者不宜做按摩。

第3单元 保健按摩基本手法

模块1 按法

施术者以指、掌、肘置于施术部位进行按压的手法称按法。

一、手法的操作

1. 指按法

施术者以拇指指腹、指端或食指指腹按压施术部位,如图3-1所示。

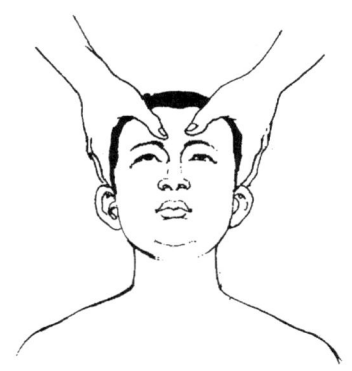

图3-1 指按法

2. 掌按法

施术者以掌根、全掌、大小鱼际(手掌内、外侧由一组肌群构成的稍隆起的部位,外侧称"大鱼际",内侧称"小鱼际")置于施术部位进行按压,既可单掌,也可双掌重叠,如图 3-2 所示。一般对背部膀胱经施术时经常用掌按法。

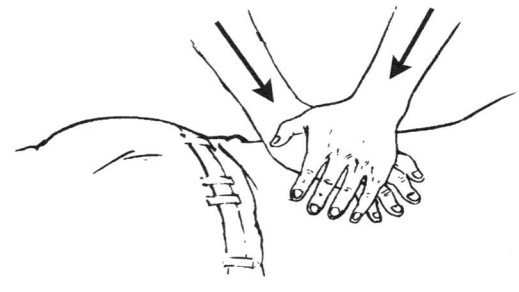

图 3-2 掌按法

3. 肘按法

施术者以一臂肘尖置于施术部位,另一手协力进行按压,如图 3-3 所示。肘按法适用于软组织丰满及病变深的部位,如臀部。

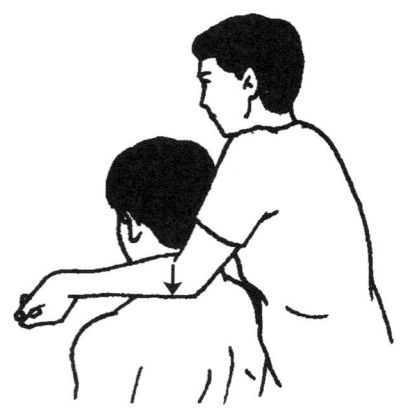

图 3-3 肘按法

二、手法的要领

垂直用力,由浅入深,由轻至重,力要渗透。

三、手法的作用

按压穴位,调和气血,舒展肌筋。

模块 2　推法

施术者将指、掌和肘置于施术部位,进行单方向的直线或弧线推动的方法称推法。

一、手法的操作

1. 指推法

施术者将一手或两手拇指指腹置于施术部位,沿直线或弧线方向推动,并保持一定的压力,如图 3-4 所示。施术面积比较小、力度不宜太大时,常用指推法。

2. 掌推法

施术者将全掌、掌根或鱼际置于施术部位,进行直线或弧线的推动。全掌推动时应五指微分开,并可重叠双掌进行施术;掌根推动时应手腕上跷,以掌根施术。掌推法如图 3-5 所示,此法多用于治疗腰腿痛。

3. 肘推法

施术者屈肘关节,将肘尖置于施术部位,沿直线或弧线方向推动,缓慢移动。肘推法如图 3-6 所示,此法刺激性强。施术面积比较大、需要力度比较强时,多用肘推法。

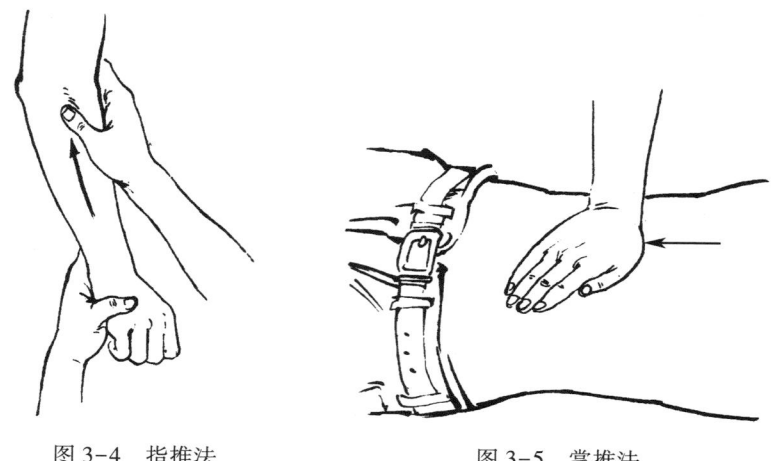

图 3-4 指推法　　　　图 3-5 掌推法

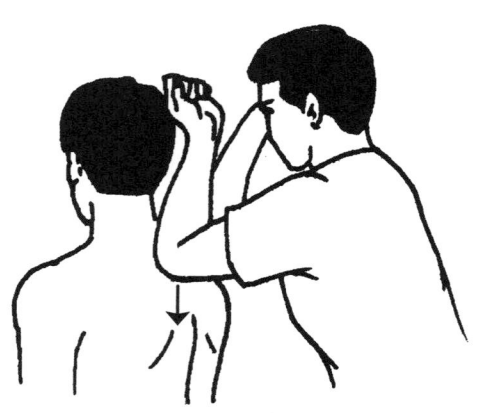

图 3-6 肘推法

4. 直推法

施术者用拇指侧缘，食指、中指螺纹面或掌按压在施术部位上，进行直线推移。拇指直推法如图 3-7 所示，此法多用于儿童。

第 3 单元　保健按摩基本手法

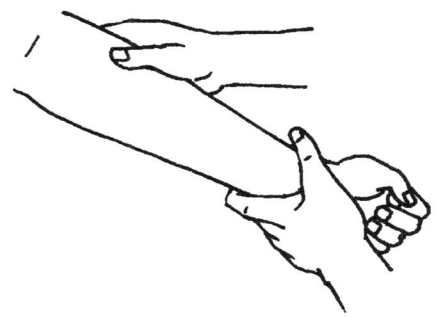

图 3-7　拇指直推法

二、手法的要领

施术者的指、掌和肘要紧贴受术者的肌肤，用力要重而不滞，轻而不浮，推进速度要缓慢，不要偏斜或跳跃。必要时，可涂一些按摩递质。

三、手法的作用

行气活血，消瘀散结，扶助正气，消积导滞。

模块 3　点法

施术者以指端、肘尖或屈指后指关节的突出部位，着力于施术部位或穴位进行按压、戳点的手法称点法。一般情况下，接触面积小、压力大的按法均称为点法。

一、手法的操作

点法的基本手法有两种：拇指端点法和屈指点法。

· 49

1. 拇指端点法

施术者拇指贴紧食指中节桡侧面,以拇指端点压施术部位,如图 3-8 所示。

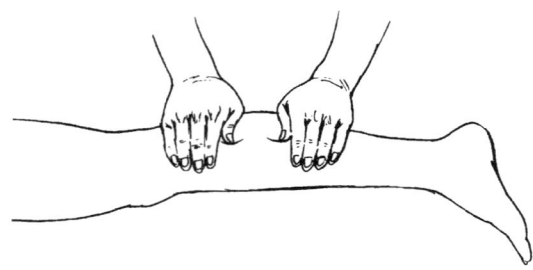

图 3-8　拇指端点法

2. 屈指点法

施术者屈拇指或食指,以指关节突出部位垂直点压施术部位,如图 3-9 所示。

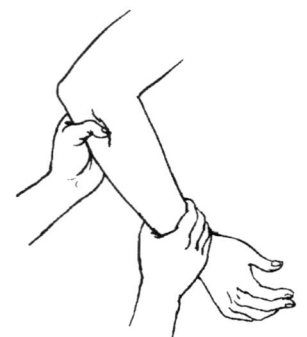

图 3-9　屈指点法

二、手法的要领

接触面小,刺激性强,持续着力,垂直施术,由轻至重。

三、手法的作用

点穴开筋，消积散结，祛瘀。

模块 4　揉法

施术者以指或掌吸定施术部位，由浅入深地进行内外旋转按摩的手法称揉法。

一、手法的操作

1. 指揉法

施术者以指腹吸定施术部位，由浅入深地揉动，带动皮下组织，用力由轻到重，渗透力由小到大，如图 3-10 所示。指揉法包括拇指揉法、中指揉法、二指揉法、三指揉法等。

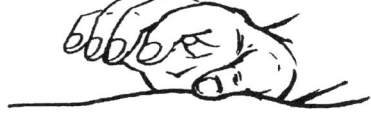

图 3-10　指揉法

2. 掌揉法

施术者以全掌、掌根或鱼际吸定施术部位，用前臂带动腕部，由浅入深地带动皮下组织，腕部要放松，紧揉慢移，如图 3-11 所示。

二、手法的要领

施术者指、掌皮肤与受术者受术部位皮肤相对位置不变，用力和缓，先由轻到重，再由重到轻。动作以顺时针揉为主，要有节律，

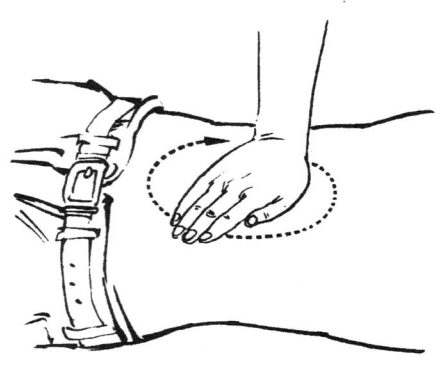

图 3-11 掌揉法

速度均匀，以每分钟 120~160 次为宜，移动要慢。

三、手法的作用

活血化瘀，调整气血，舒筋活络，理气松肌，消肿止痛，消食导滞。

模块 5　拿法

施术者以单手或双手持续且有节律地提拿施术部位肌筋的手法称拿法。

一、手法的操作

1. 两指拿法

施术者以拇指与食指相对，着力于施术部位，并做持续且有节律的提拿动作，如图 3-12 所示。此法常用于颈、肩及四肢等部位。

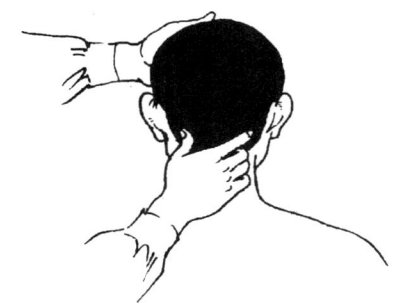

图 3-12 两指拿法

2. 五指拿法

施术者以单手或双手的拇指与其余四指相对，着力于施术部位，并做持续且有节律的提拿动作，如图 3-13 所示。

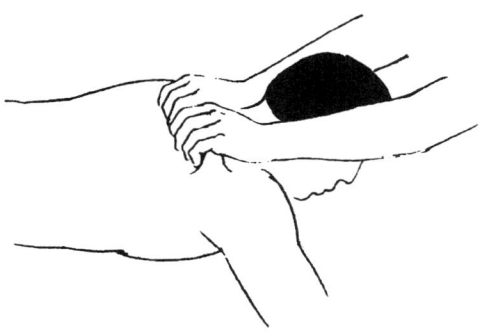

图 3-13 五指拿法

3. 虎口拿法

施术者以虎口吸定施术部位，并做持续且有节律的提拿动作，如图 3-14 所示。

4. 掌拿法

施术者将掌心紧贴施术部位，做缓慢拿揉动作，如图 3-15 所示。掌拿法多用于四肢，手法要平稳，力要渗透。

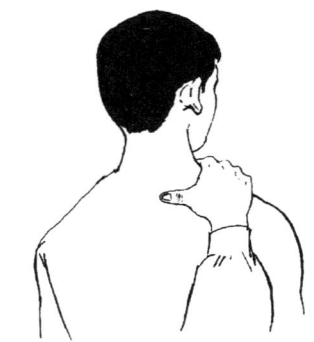

图 3-14　虎口拿法

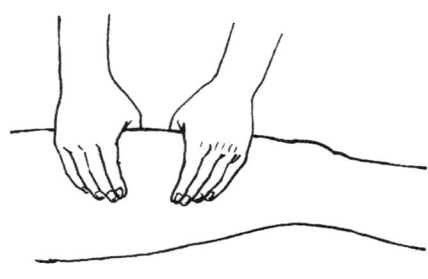

图 3-15　掌拿法

二、手法的要领

施术者拇指与其余四指相对时着力应对称，用力先由轻到重，再由重到轻，重而不滞，轻而不浮。动作要连续且有节律，用力要灵活。拿法刺激性强。指腹着力为拿，指端着力为抠，应加以注意。

三、手法的作用

舒筋活络，散寒祛邪，顺气活血，调节胃肠，解除粘连，缓解痉挛，止痛开窍，消除疲劳，促进新陈代谢。

模块 6 拨法

施术者以指端或掌根按压施术部位,然后进行与经络或肌肉垂直拨动的手法称拨法。

一、手法的操作

1. 指拨法

施术者拇指伸直,其余四指握空拳,拇指紧贴四指桡侧,用拇指指端施术。也可用拇指与中指夹住食指末关节,用食指指端施术。以腕部带动拇指或以食指压住施术部位,用指端拨动肌纤维的手法称指拨法,如图 3-16 所示。

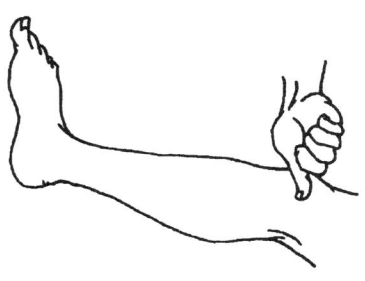

图 3-16 指拨法

2. 掌拨法

施术者以掌根压住施术部位进行拨动,方向为与肌肉垂直,如图 3-17 所示。此手法多用于腹、腰与大腿部。

二、手法的要领

指拨法或掌拨法都要压住施术部位由轻到重进行,待受术者感

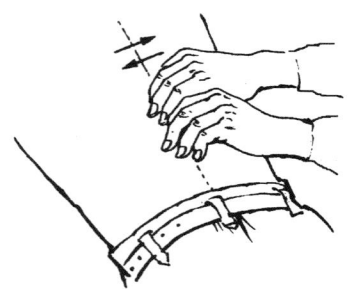

图 3-17　掌拨法

到肌肉酸胀时再对肌肉进行垂直拨动。不要与皮肤表面产生摩擦，力要渗透。

三、手法的作用

舒展肌筋，解除粘连，解痉止痛，消食导滞。

模块 7　搓法

以两个拇指紧贴于施术部位，或以双手夹住施术部位，相对用力，做方向相反的快速揉搓的手法称搓法。搓法是按摩的辅助手法，通常在按摩结束前使用。

一、手法的操作

1. 拇指搓法

施术者以拇指紧贴于施术部位，对称用力，交叉揉搓，如图 3-18 所示。使用拇指搓法按摩时，顺经络为补，逆经络为泻。

2. 掌搓法

施术者用双手夹住受术者肩部前后，相对用力，一前一后，相对揉搓,边搓边下移到腕部,再自腕部搓移到腋下。也可以将双手平放于受术者腰骶部两侧腰肌上,做用力方向相反的上、下斜行的往返搓动。此外,还可以单手掌搓,如图3-19所示。

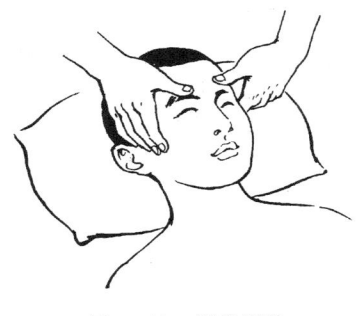

图 3-18 拇指搓法

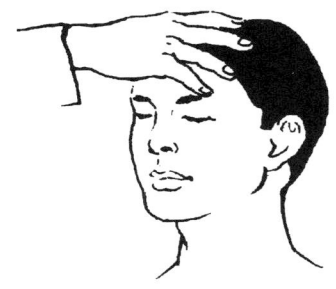

图 3-19 掌搓法

二、手法的要领

使用搓法按摩时,双手用力要均匀、深透,用力方向相反。搓揉动作要快,施术部位不可夹得太紧。腕关节要放松,使动作灵活、连贯。

三、手法的作用

舒筋通络,调和气血,疏肝理气,祛瘀散寒,解痉止痛。

模块 8 摩法

施术者以手指或掌贴附于受术者体表受术部位,进行有节律的直线和环形摩动的手法称摩法。摩法与揉法有相似之处,也有不同之处:摩法着力相对较轻,不会带动肌肉。

一、手法的操作

1. 指摩法

施术者手指并拢,指和掌部自然伸直,腕微屈,以食指、中指、无名指及小指的中节和末节指腹贴附于施术部位的皮肤上,做直线或环形摩动,如图 3-20 所示。此法适用于全身各部位。

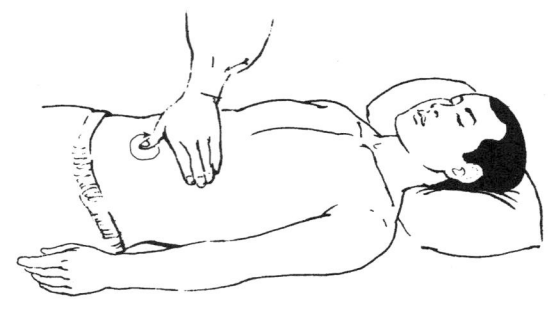

图 3-20 指摩法

2. 掌摩法

施术者手掌自然伸直,腕关节放松,以掌贴附于施术部位,以掌心和掌根为着力点,在前臂及腕部的带动下,持续、连贯、有节律地做环形摩动,如图 3-21 所示。此法多用于背、腰部,如脐周围等。

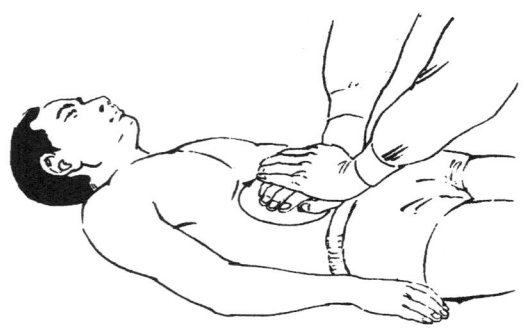

图 3-21 掌摩法

二、手法的要领

使用摩法按摩时用力要均匀一致,动作要轻柔。指摩法动作宜快,约每分钟 120 次;掌摩法动作稍重,但宜缓,以每分钟 100 次为宜。

使用摩法可做顺时针摩动,也可做逆时针摩动,以顺时针为主。顺时针摩为补,逆时针摩为泻;缓摩为补,急摩为泻。

三、手法的作用

宽胸理气,健脾和胃,疏散风寒,活血散瘀。

模块 9　滚法

施术者以手掌背部近小指侧部分紧贴于施术部位,进行往返滚动的手法称滚法。

一、手法的操作

施术者手握空拳,以手掌背部靠近小指侧,小鱼际紧贴于施术部位,腕关节一屈一伸,使前臂内旋与外旋,在施术部位往返滚动,如图 3-22 所示,频率为每分钟 120~160 次。施术时肩关节自然下垂,前臂离开自己的身体,屈肘关节 120°左右,腕关节向外滚动 80°,向内滚动 40°。

二、手法的要领

使用滚法按摩时,手掌背部应紧贴于施术部位,而且要有一定的压力,动作要有节律,不可忽快忽慢,不能跳跃,动作用力要均匀,使手臂远离自己的身体,使受术者有压和滚动的感觉。

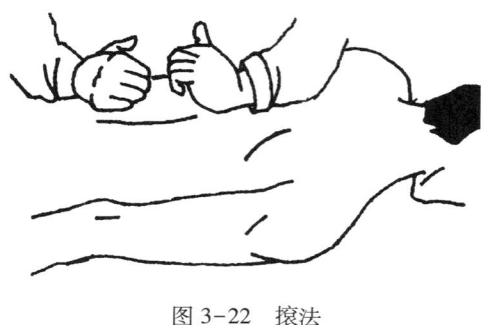

图 3-22 搓法

三、手法的作用

疏通血脉，促进血液循环，消除疲劳。

模块 10　颤法

施术者将手掌或手指自然伸直，着力于施术部位，腕部进行快速和细微摆动的手法称颤法。

一、手法的操作

施术者将单手或双手的手掌及手指自然伸直平放于施术部位，稍施压力与按摩部位贴实，将力用于施力的手及臂部，腕连同臂做快速而细微的摆动（摆动的速度要快，幅度要小），如图 3-23 所示。施颤时以腕的自然而有节奏的颤摆使按摩部位产生温热、颤动、舒适、松弛的感觉，此法常与振法（上下振动的操作手法）合用。

颤法根据施术者施颤时发力的不同分为以力施颤法和以气施颤法，根据着力的大小可分为单掌贴实颤法、虚掌颤法、叠掌颤法等。

第3单元 保健按摩基本手法

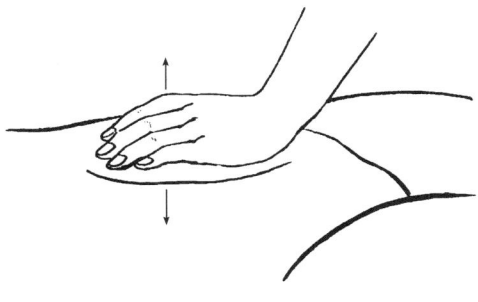

图 3-23 颤法

二、手法的要领

施术者的掌或指要自然伸直，紧贴施术部位，以臂带动腕的摆动，摆动频率要快，每分钟 400~600 次，摆动幅度要小，使受术者有松弛的感觉。

三、手法的作用

理气活血，消除郁闷，除积导滞，解除粘连，松弛肌肉。

注意：用颤法按摩，在操作过程中应似按非按，似推非推，吸而不动，施力为颤，以内动劲或以气进行按摩。

模块 11 切法

施术者以指端重压施术部位，而且不断移动位置的手法称切法。

一、手法的操作

施术者以一指或多指指端重压施术部位，按摩时应垂直用力，由轻到重，不要抠破皮肤，稍稍停顿一下后，再移动施术位置，如图 3-24 所示。

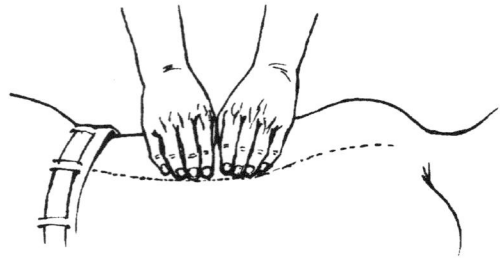

图 3-24 切法

二、手法的要领

切法是一种重手法，切的穴位要准确，按摩时受术者有酸、麻、胀的感觉，通常使用切法按摩后要进行揉法按摩。

三、手法的作用

兴奋神经，温通血脉，养颜，防雀斑。

模块 12 擦法

施术者将指腹或掌置于施术部位，进行直线往返摩擦的手法称擦法。

一、手法的操作

施术者将全掌大鱼际和小鱼际置于施术部位，腕与手臂自然伸直，以肩部为中心，前臂带动掌或指进行往返直线摩擦，如图 3-25 所示。

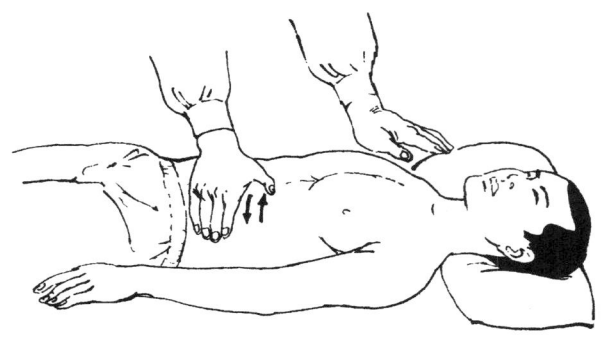

图 3-25　擦法

二、手法的要领

按摩时动作要连续不断；要平稳、有节律，不可忽快忽慢；用力要均匀一致，不可忽大忽小。

三、手法的作用

活血祛瘀，舒展皮肤，健脾和胃。

模块 13　拍法

施术者手指自然并拢，以腕部带动掌着力于施术部位，进行有节律拍打的手法称拍法。

一、手法的操作

1. 虚掌拍打法

施术者五指并拢呈虚掌状，以腕部带动虚掌有节律地拍打施术部位，使皮肤微红，如图 3-26 所示。

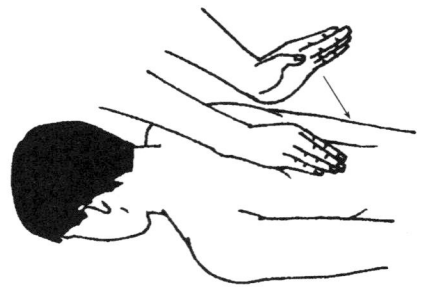

图 3-26　虚掌拍打法

2. 指背拍打法

施术者五指自然弯曲，以腕部摆动带动五指，以指背拍打施术部位，如图 3-27 所示。

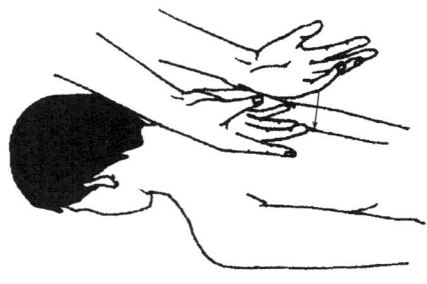

图 3-27　指背拍打法

二、手法的要领

施术者腕部要放松，手法要灵活且有弹性，以腕部带动五指进行拍打，动作要协调一致，有节奏地交替施术，声音要清脆，使受术者无疼痛感，并有放松、舒适的感觉。可双手交替进行，也可单手操作。

三、手法的作用

疏通经络，消除疲劳，解痉止痛。

第 4 单元 全身保健按摩

模块 1　面部保健按摩

在进行面部保健按摩时，受术者呈仰卧位。具体按摩步骤和要领如图 4-1 所示。

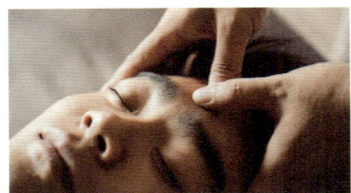

步骤 1　开天门：两手拇指自印堂抹至神庭穴 5～8 次

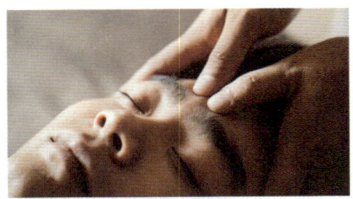

步骤 2　分推前额：两手拇指桡侧自中线分推至头维穴与丝竹空穴处，并长按 1 分钟

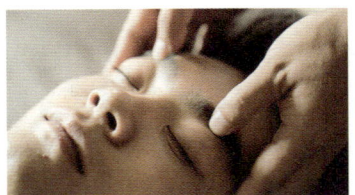

步骤 3　抹"双柳"：双手拇指自内向外抹双柳（双眉）3～5 次

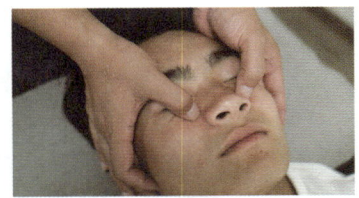

步骤 4　环抹眼周：双手拇指在上下眼皮处摩动 3～5 次

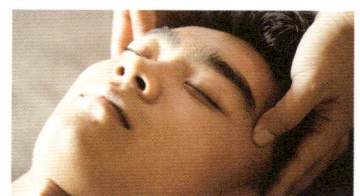

步骤5 揉太阳：以双手中指顺时针方向和逆时针方向各揉动太阳穴3～5次

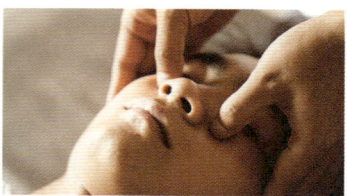

步骤6 掐四白：以双手拇指指端按四白穴1分钟

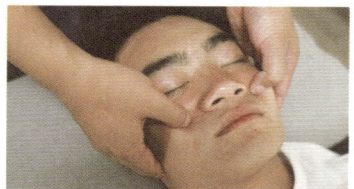

步骤7 点巨髎：以双手拇指点按巨髎穴1分钟

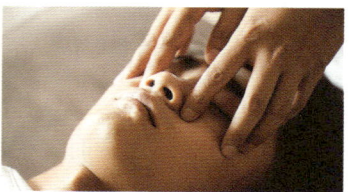

步骤8 搓迎香：以双手中指搓迎香穴8～10次

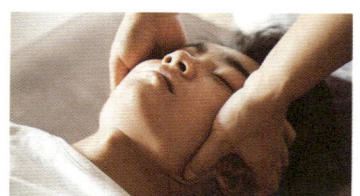

步骤9 推颊车：以双手拇指自上向下推颊车穴5～8次

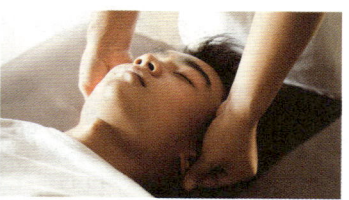

步骤10 双揪"铃铛"：以双手拇指和食指揪捏双耳并进行搓法按摩

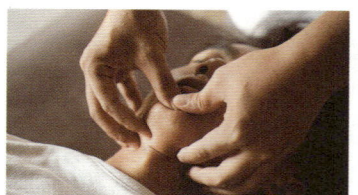

步骤11 点按承浆：以拇指点按承浆穴并以双手拿下颌2～3次

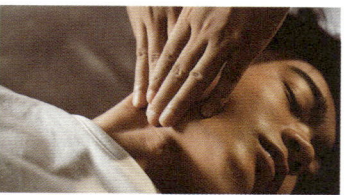

步骤12 推桥弓：以一手推耳后胸锁乳突肌至胸前，先左后右，每侧5～8次

图4-1 面部保健按摩步骤和要领

模块 2　胸、腹部保健按摩

胸、腹部保健按摩具体按摩步骤和要领如图 4-2 所示。

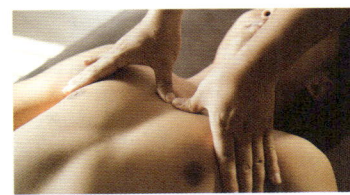

步骤 1　胸部分推：以双手手掌自内向外分推 5～8 次

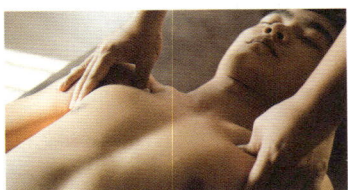

步骤 2　按中府、云门：以双手拇指按压中府、云门穴 1～3 分钟

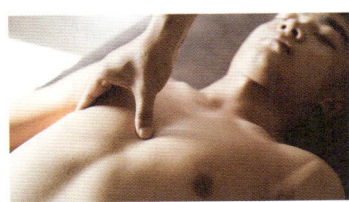

步骤 3　点按膻中：以一手拇指轻轻点压膻中穴 1 分钟

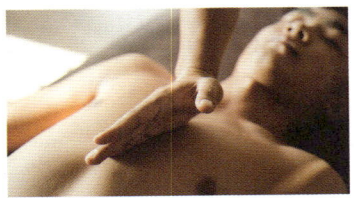

步骤 4　掌推胸骨：以小鱼际自上向下推胸中线 3 次

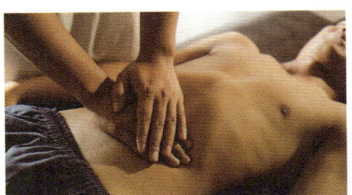

步骤 5　脐周团摩：将掌心置于神阙穴之上，另一手置于上面，进行顺逆各方向 10 次左右揉法按摩

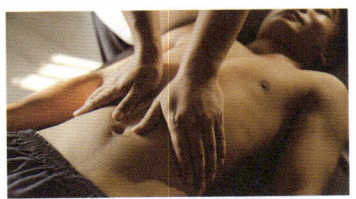

步骤 6　推全腹：以双掌自上向下推全腹，反复 3～5 次，先中间后两边

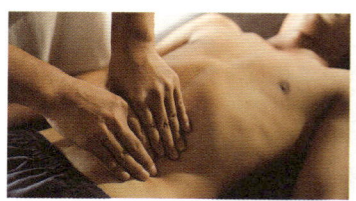
步骤7 腹肌提拿：以双掌合挤腹部并提拿10次左右

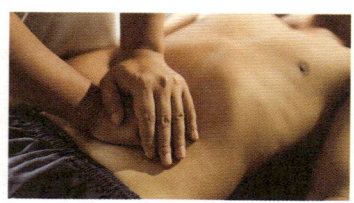
步骤8 "狮子滚绣球"：一手握空拳置于腹部，另一手在上，顺时针滚动3～5分钟

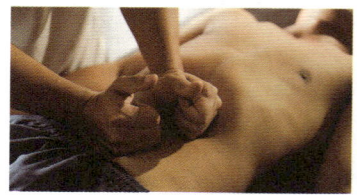
步骤9 "龙凤呈祥"：以双手握拳一前一后反复滚动全腹3～5分钟

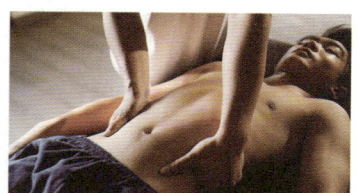
步骤10 "力抖千斤"：以双手插入腰骶部抖动1～3分钟

图4-2 胸、腹部保健按摩步骤和要领

模块3　下肢前侧保健按摩

下肢前侧保健按摩具体按摩步骤和要领如图4-3所示。

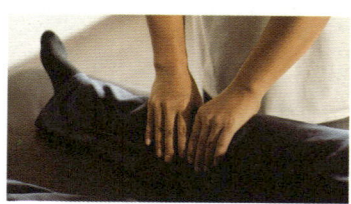
步骤1　拿下肢前侧：以双手拿下肢前侧，自上向下反复3～5次

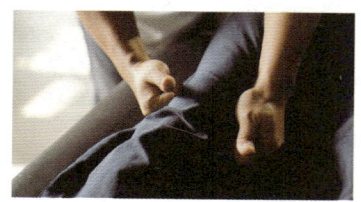
步骤2　拳顶合揉：以双拳顶住腿内、外侧进行揉法按摩，自上向下反复3～5次

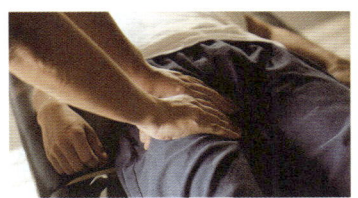
步骤3 揉拨腿外侧：以双手拇指揉拨腿外侧，由大腿至小腿，反复1～2次

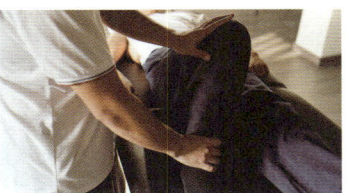
步骤4 单屈膝旋髋、膝：以一手握踝，另一手置于膝，旋髋、膝关节，由外向内旋转，反复数次

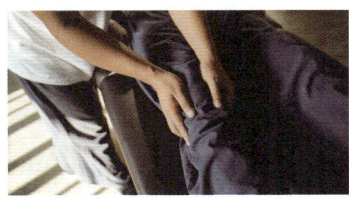
步骤5 抱膝团揉：以双手手掌在膝周围进行团揉，以热为度

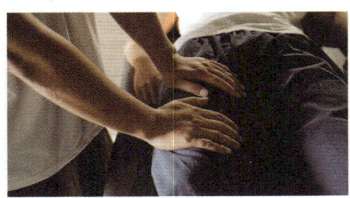
步骤6 拍打下肢：以双手手掌拍大腿前侧，以松为主

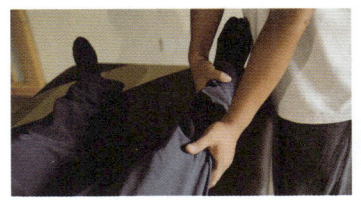
步骤7 抖动下肢：握足抖动下肢，反复数次

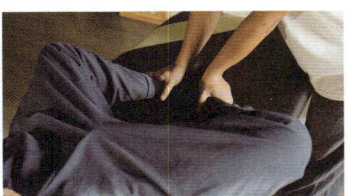
步骤8 "金蛙游水"：以双手握踝使双髋、膝转动，导引双足蹬出

图4-3 下肢前侧保健按摩步骤和要领

模块4 背、腰、臀部保健按摩

背、腰、臀部保健按摩具体按摩步骤和要领如图4-4所示。

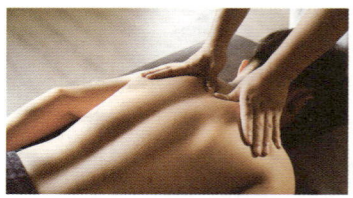

步骤1 分推背部：以双手自内向外分推数次

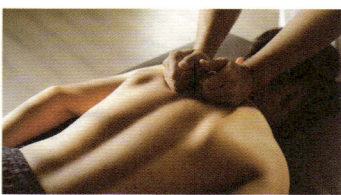

步骤2 双搋背部：以双手握拳自上向下双搋数次

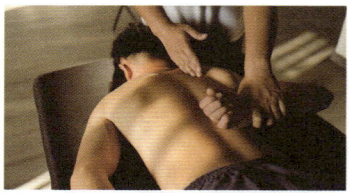

步骤3 掌推肩胛：以一手小鱼际自上向下、自内向外推数次

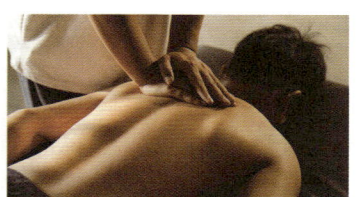

步骤4 按揉膀胱经：以双手手掌按揉膀胱经，自上向下数次

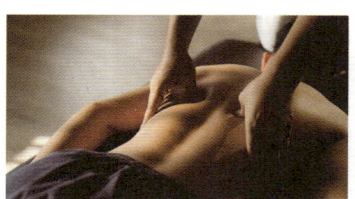

步骤5 点按膀胱经：以双手拇指点按背部两侧膀胱经，自上向下2～3次

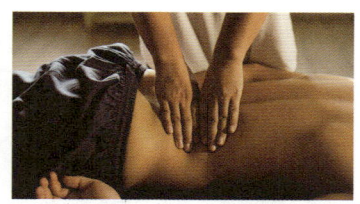

步骤6 拿腰肌：以双手连贯拿揉腰肌自上向下数次

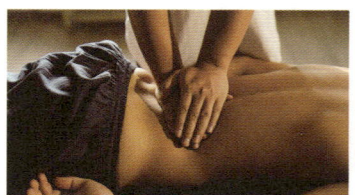

步骤7 叠掌揉腰：叠掌揉腰，以松为主

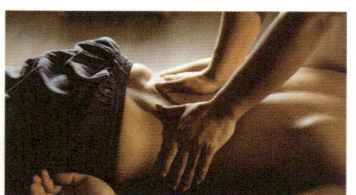

步骤8 温肾补气：用力搓热双手，置于肾俞穴，持续1～3分钟

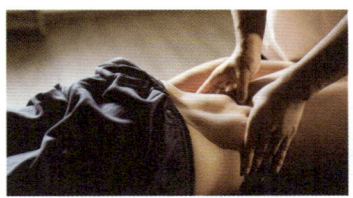
步骤9 "双龙"点肾:将双手拇指置于肾俞穴,连续点按2~3次

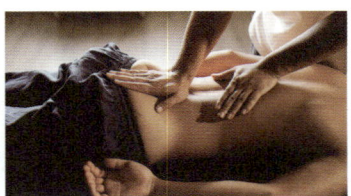
步骤10 搓髎点强:以一手手掌搓八髎穴,以热为度,再以指端点揉长强穴

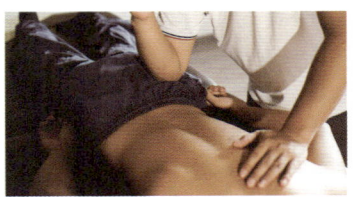
步骤11 揉环跳:以肘揉环跳穴1~3分钟

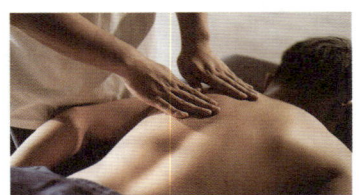
步骤12 "吉庆有余":以双掌有节奏地叩打背、臀部

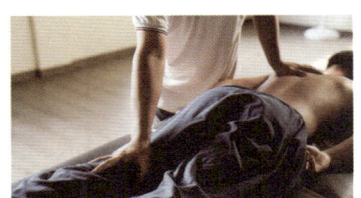
步骤13 "顺藤摸瓜":以一手自肩部直推到足跟部

图 4-4 背、腰、臀部保健按摩步骤和要领

模块 5　下肢后侧保健按摩

下肢后侧保健按摩具体按摩步骤和要领如图 4-5 所示。

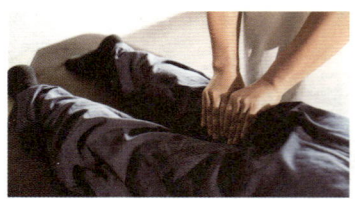
步骤1 拿下肢后侧：以双手拿大腿至小腿2~3次

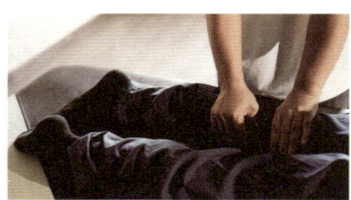
步骤2 点按后下肢：以双手拇指点按承扶、殷门、委中诸穴

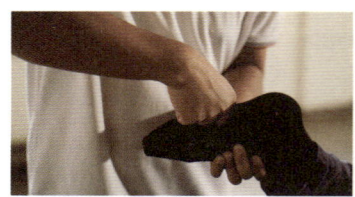
步骤3 搓涌泉：以食指指间关节背部搓涌泉穴

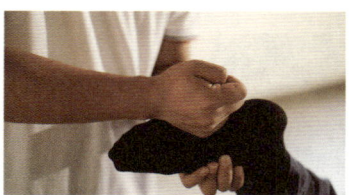
步骤4 击足跟：捏足跟后用拳击足跟数次

图 4-5 下肢后侧保健按摩步骤和要领

模块 6　上肢、头部保健按摩

上肢、头部保健按摩具体按摩步骤和要领如图 4-6 所示。

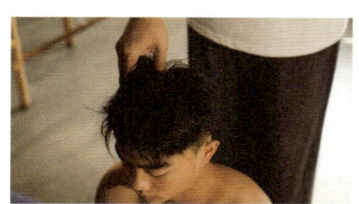
步骤1 点按百会：以拇指点按百会穴，持续1分钟

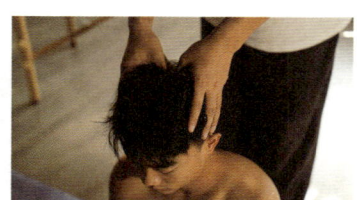
步骤2 干洗头：以双手梳头部

第4单元 全身保健按摩

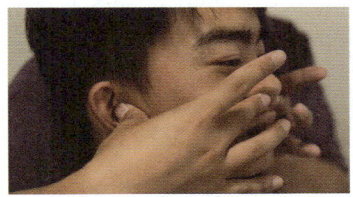

步骤3 聪耳法：以双手拇指按压耳孔，以中指按压鼻孔后，双手同时放开

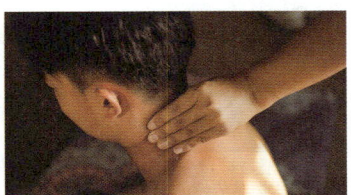

步骤4 拿颈肌：以拇指与四指自上而下拿颈肌

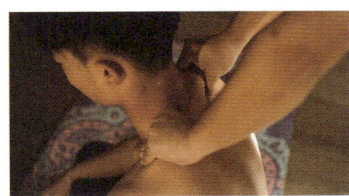

步骤5 拿肩井：将双手虎口置于肩井穴，反复提拿数次

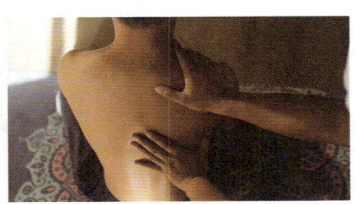

步骤6 双手揉球：以双手手掌上下揉肩部1～3分钟

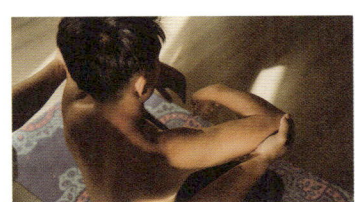

步骤7 大鹏展翅：双手托上臂，前后旋转3～5次

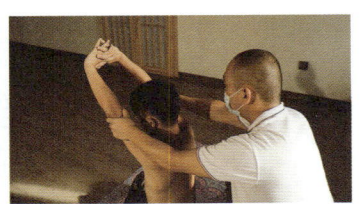

步骤8 "双翅"扣按：指导受术者双手交叉上举过头，施术者扣按受术者的肘部数次

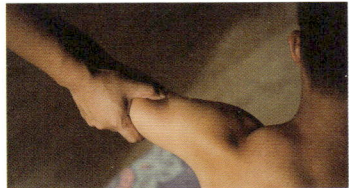

步骤9 拿上肢：以双手拿上肢内侧与外侧，自上而下反复数次

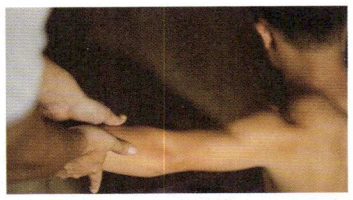

步骤10 双手搓臂：以双手手掌搓上肢数次

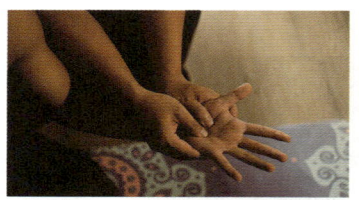
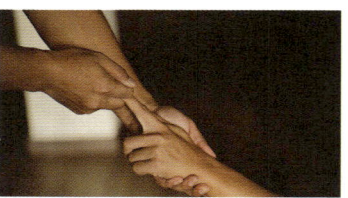

步骤11 搓劳宫：以双手拇指反复搓掌部劳宫穴

步骤12 捋十指：以一手食指与中指捋受术者十指，使发出响声

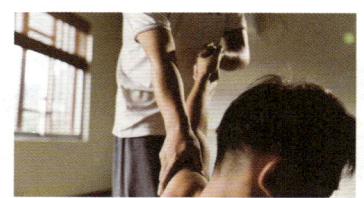

步骤13 摇上肢：以一手握受术者的手，反复摇上肢数次

图4-6 上肢、头部保健按摩步骤和要领

模块7 足部保健按摩

一、做好按摩前准备

施术者洗手，准备按摩用品，如毛巾、按摩膏、精油等。受术者足部洗干净后，施术者给受术者双足涂上按摩膏，搓热，将受术者右足包好，开始左足按摩（先左足、后右足地进行单足按摩）。

二、检查按摩手法力度

（1）施术者一手握住受术者左足，另一手拇指指端向上以轻力度推足底部心脏反射区，此为轻度手法。观察受术者对力度刺激的耐受反应。

（2）施术者用食指第一指间关节顶点以中等力度按压足底部心脏反射区，此为中度手法。观察受术者对力度刺激的耐受反应。

（3）施术者用食指第一指间关节顶点加力按压心脏反射区，此为重度手法。观察受术者对力度刺激的耐受反应。

三、放松腿部与足部

可以使用搓、捯、拍、抖等按摩手法。

四、足底部反射区按摩（反射区位置见知识链接）

因足底部反射区较多，下面以脾胃不适症为例进行按摩步骤和要领的说明。

步骤1：指拨及点按脾反射区、胃反射区2~3遍。

步骤2：指拨及点按十二指肠反射区2~3遍。

步骤3：指拨及点按小肠、升结肠、横结肠、降结肠反射区2~3遍。

五、足内侧反射区按摩（反射区位置见知识链接）

因足内侧反射区较多，下面以脊柱不适症为例进行按摩步骤和要领的说明。

步骤1：指拨及点按胸椎反射区2~3遍。

步骤2：指拨及点按腰椎反射区2~3遍。

步骤3：指拨及点按骶椎和尾骨反射区、臀部反射区2~3遍。

六、足外侧反射区按摩（反射区位置见知识链接）

因足外侧反射区较多，下面以关节不适症为例进行按摩步骤和要领的说明。

步骤1：指拨及点按膝反射区2~3遍。
步骤2：指拨及点按肘反射区2~3遍。
步骤3：指拨及点按肩反射区2~3遍。

七、足背部反射区按摩（反射区位置见知识链接）

因足背部反射区较多，下面以咽喉及呼吸不适症为例进行按摩步骤和要领的说明。

步骤1：指拨及点按扁桃体、咽喉反射区2~3遍。
步骤2：指拨及点按气管反射区2~3遍。
步骤3：指拨及点按胸反射区2~3遍。

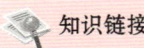 **知识链接**

足部反射区

一、足底部反射区

1. 心脏

反射区位置：左足底部，第四跖骨与第五跖骨之间，肺反射区下方。

适应症：失眠健忘、神经衰弱、心慌气短。

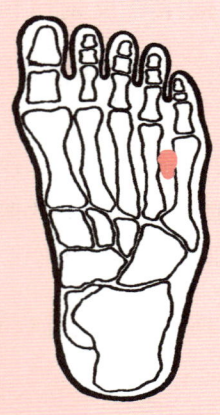

2. 肾上腺

反射区位置：双足底部，第二跖骨与第三跖骨之间，跖骨头下方。

适应症：消炎止痛、过敏性休克、心律不齐、腰酸背痛。

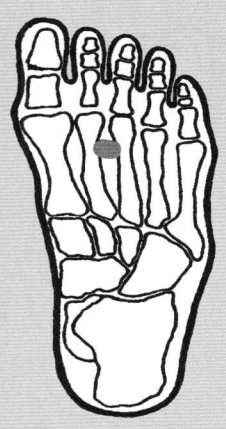

3. 肾

反射区位置：双足底部前脚掌，肾上腺反射区的下方。

适应症：腰部酸痛。

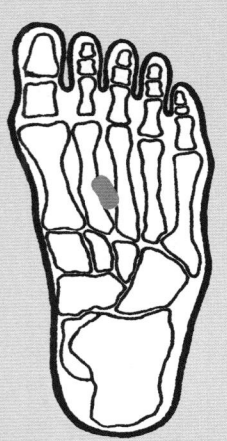

4. 膀胱

反射区位置：双足底部内侧，舟骨下方凸起处。

适应症：膀胱炎症、泌尿系统病症。

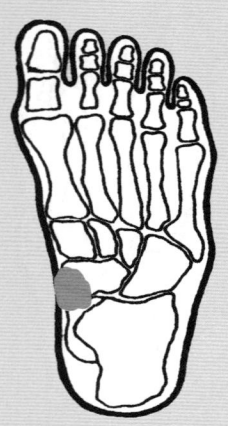

5. 输尿管

反射区位置：双足底部，由肾反射区至膀胱反射区连成的弧线区域。

适应症：泌尿系统病症。

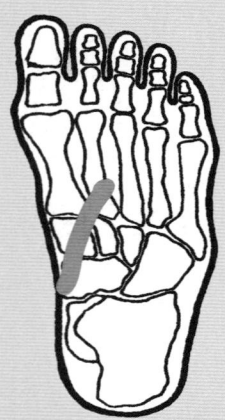

6. 额窦

反射区位置：双足脚趾顶端。

适应症：头痛、鼻塞、用脑过度。

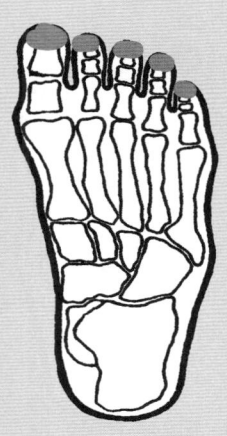

7. 头

反射区位置：双足第一趾腹侧全部区域。

适应症：头昏脑胀、头痛、头晕。

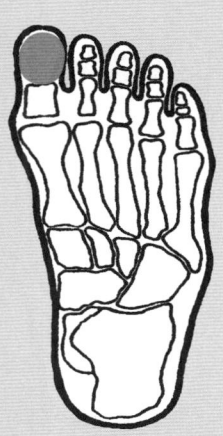

8. 脑垂体

反射区位置：双足第一趾腹侧中央区域。

适应症：内分泌失调、头痛。

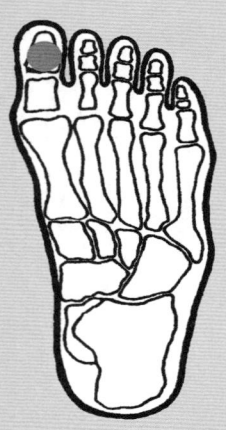

9. 三叉神经

反射区位置：双足第一趾末节趾骨处侧。

适应症：偏头痛、三叉神经痛。

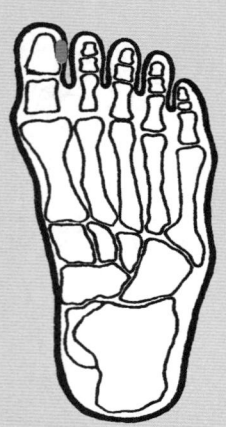

10. 小脑

反射区位置：双足第一趾趾腹外侧根部。

适应症：运动平衡失调、头痛。

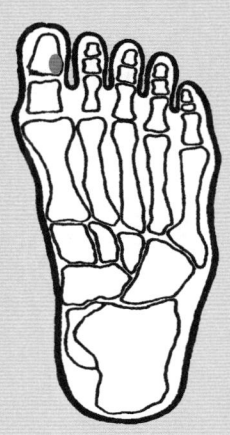

11. 鼻

反射区位置：双足第一趾末节内侧。

适应症：鼻塞、鼻炎。

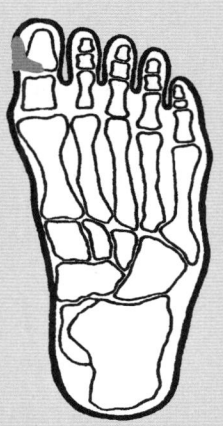

12. 颈项

反射区位置：双足第一趾根部横纹区域。

适应症：颈部酸胀、落枕。

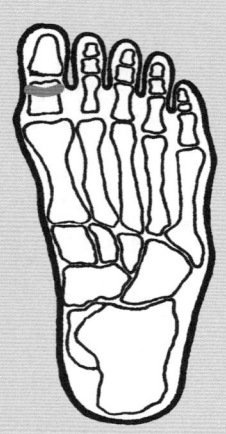

13. 颈椎

反射区位置：双足第一趾近节趾骨内缘。

适应症：手麻、颈椎病。

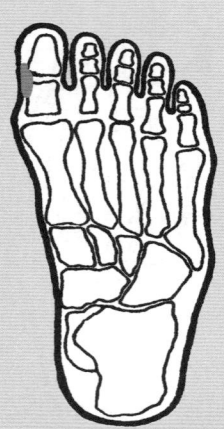

14. 眼

反射区位置：双足第二、第三趾趾腹根部。

适应症：眼疾。

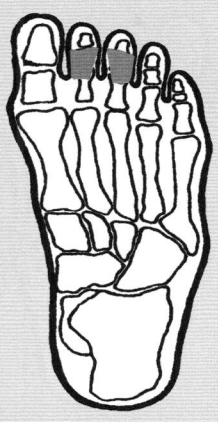

15. 耳

反射区位置：双足第四、第五趾趾腹根部。

适应症：耳疾。

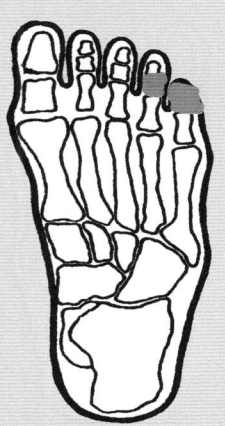

16. 斜方肌

反射区位置：双足的眼、耳反射区下方带状区域。

适应症：肩部酸沉、上肢疲劳。

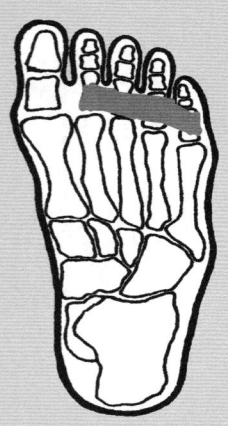

17. 甲状腺

反射区位置：双足底部，第一跖骨头与第一、第二近节趾骨间的区域。

适应症：甲状腺肥大。

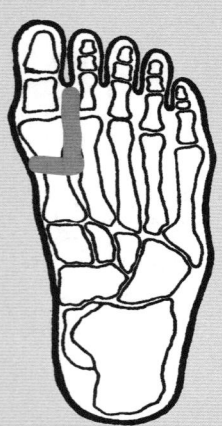

18. 肺和支气管

反射区位置：双足底部斜方肌反射区下方的区域，向第三趾延伸。

适应症：呼吸不畅、气管炎。

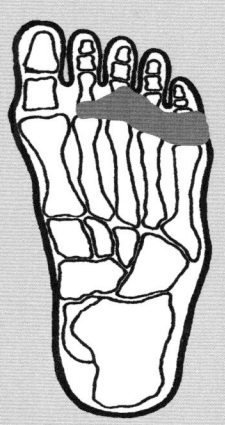

19. 脾

反射区位置：左足底部的第四、第五跖骨之间，心脏反射区后方。

适应症：脾胃不和、消化不良。

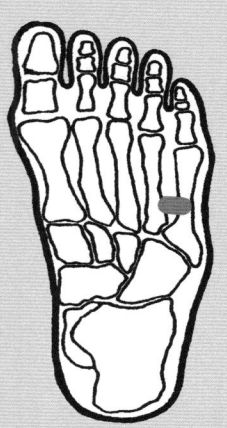

20. 肝

反射区位置：右足底部第四、第五跖骨头下方区域。

适应症：食欲不振、肝气不舒。

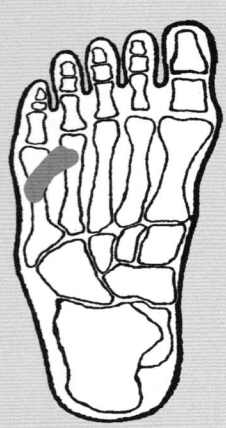

21. 胆

反射区位置：右足底部，肝反射区内侧，在第三、第四跖骨之间。

适应症：消化不良、胆囊炎。

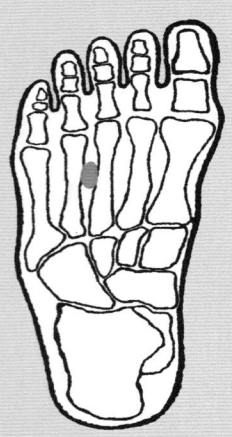

22. 胃

反射区位置：双足底部，第一跖骨中上部约一横指区域。

适应症：胃气不和、食欲不振。

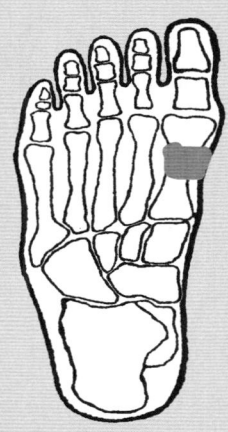

23. 十二指肠

反射区位置：双足底部，第一跖骨底。

适应症：消化不良、十二指肠溃疡。

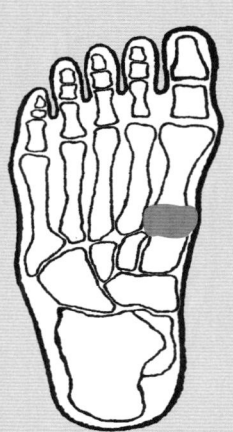

24. 胰

反射区位置：双足内侧，胃反射区、十二指肠反射区之间。

适应症：糖尿病。

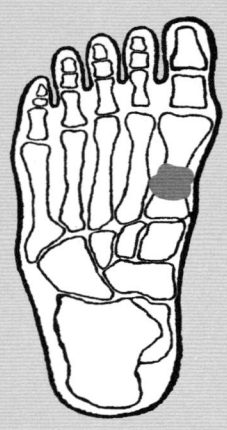

25. 升结肠

反射区位置：右足底部，右跟骨前缘至第五跖骨底部的足掌外侧条形区域。

适应症：消化不良、腹胀、腹泻。

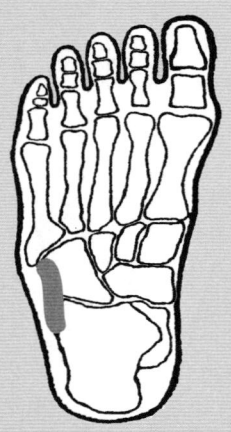

26. 横结肠

反射区位置：双足底部中间条形区域。

适应症：消化不良、腹泻、便秘。

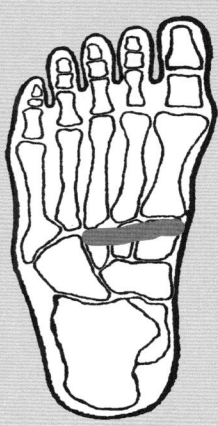

27. 乙状结肠和直肠

反射区位置：左足底部跟骨前缘的条形区域。

适应症：便秘、痔疮。

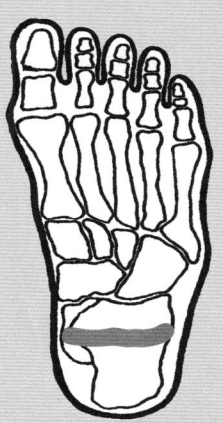

28. 小肠

反射区位置：被升结肠反射区、横结肠反射区、乙状结肠和直肠反射区围成的双足底部中下部凹陷区域。

适应症：腹胀、腹泻、便秘。

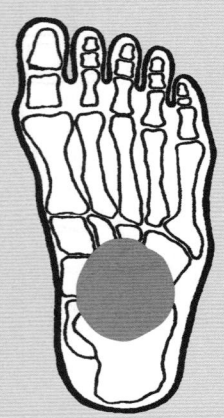

29. 降结肠

反射区位置：左足底部，从第五跖骨底至跟骨前缘的足掌外侧区域。

适应症：便秘、腹泻。

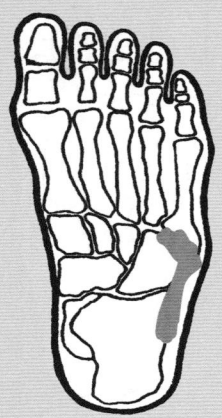

30. 肛门

反射区位置：左足底部，跟骨前缘内侧。

适应症：便秘、痔疮。

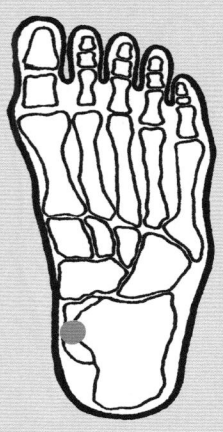

31. 盲肠和阑尾

反射区位置：右足底部，跟骨前缘外侧。

适应症：阑尾炎。

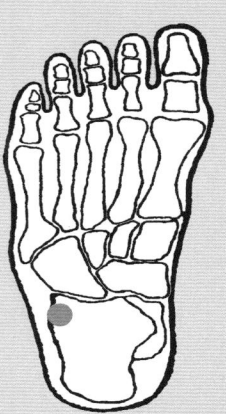

32. 腹腔神经丛

反射区位置：双足底部第二、第三、第四跖骨中间凹陷区域。

适应症：身体免疫力差。

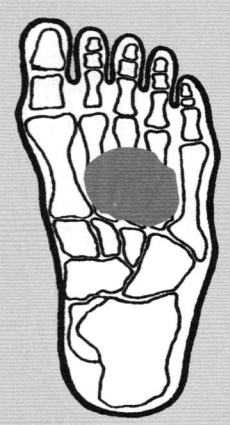

33. 生殖腺

反射区位置：双足足底正中及外踝下方区域。

适应症：月经不调、性功能低下。

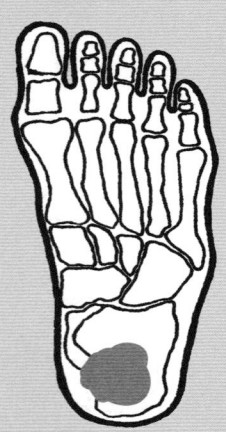

34. 失眠点

反射区位置：双足足跟前缘中点。

适应症：失眠、健忘。

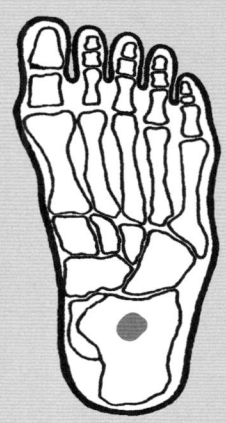

二、足内侧反射区

35. 胸椎

反射区位置：双足足弓内侧，第一跖骨内侧缘。

适应症：胸闷、肩背酸痛。

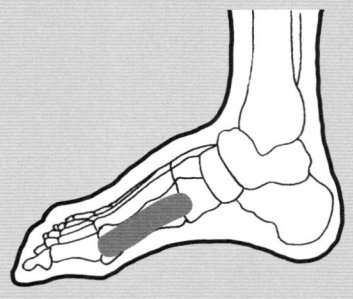

36. 腰椎

反射区位置：双足楔骨至舟骨内侧缘，胸椎反射区后方。

适应症：腰部酸胀、腰痛。

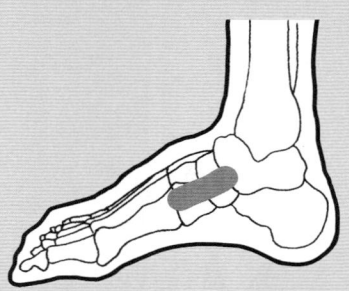

37. 骶椎和尾骨

反射区位置：双足足弓内侧缘，从距骨下方至跟骨区域。

适应症：坐骨神经痛、腰痛。

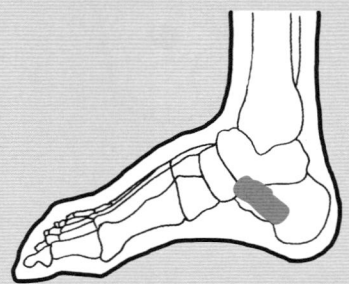

38. 臀部

反射区位置：双足足跟后缘，内外侧区域。

适应症：坐骨神经痛、腰腿痛。

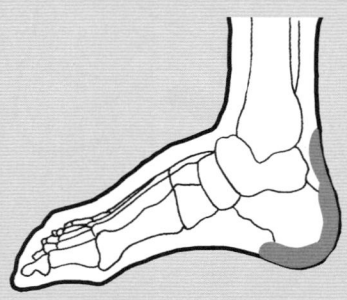

39. 前列腺或子宫

反射区位置：双足内侧，踝骨后下方区域。

适应症：男性前列腺炎、女性子宫炎症。

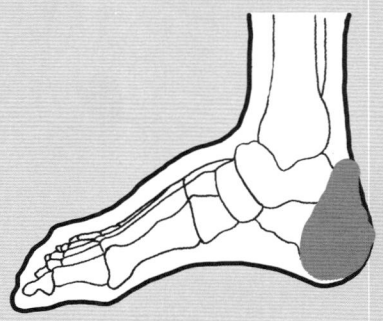

40. 尿道

反射区位置：双足内侧，从膀胱反射区至内踝后下方区域。

适应症：排尿不利。

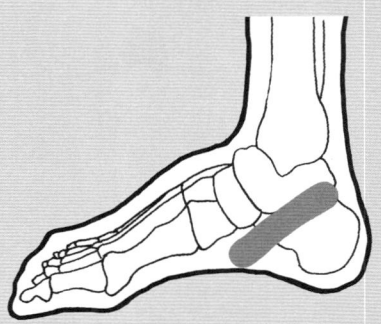

三、足外侧反射区

41. 膝

反射区位置：双足外侧，跟骨前缘外侧区域。

适应症：双膝酸软、活动不利。

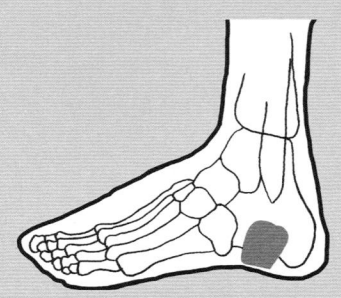

42. 肘

反射区位置：双足第五跖骨底外侧区域。

适应症：肘关节活动不利。

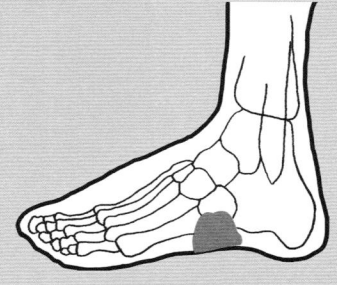

43. 肩

反射区位置：双足掌部第五跖趾关节外侧。

适应症：肩部酸沉、手臂酸痛。

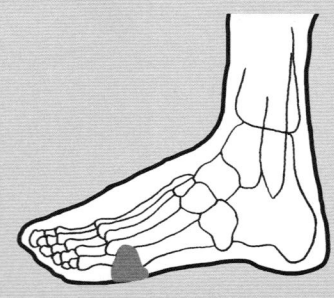

四、足背部反射区

44. 上颌

反射区位置：双足足背部，第一趾趾间关节横纹远侧带状区域。

适应症：牙周炎、牙痛。

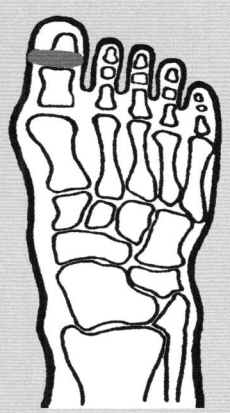

45. 下颌

反射区位置：双足足背部，第一趾趾间关节横纹近侧带状区域。

适应症：牙周炎、牙痛。

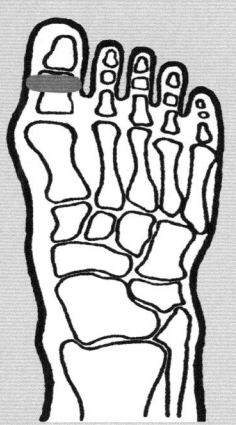

46. 扁桃体

反射区位置：双足足背部，第一趾近节趾骨中间两侧。

适应症：扁桃体炎症。

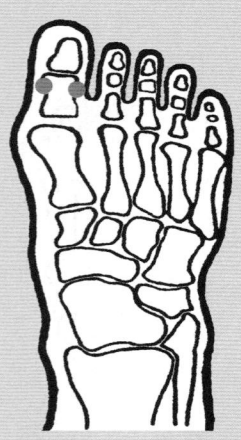

47. 咽喉

反射区位置：双足足背部，第一跖趾关节外侧。

适应症：咽炎、咽喉痛。

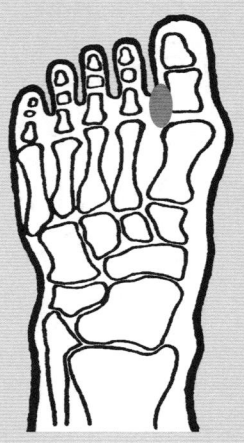

48. 气管

反射区位置：双足足背部，第一跖骨体外侧。

适应症：咳嗽、嗓子不舒服。

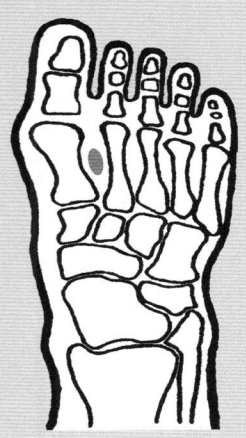

49. 胸

反射区位置：双足足背部，第二、第三、第四跖骨所在的区域。

适应症：胸闷气短、乳腺不适。

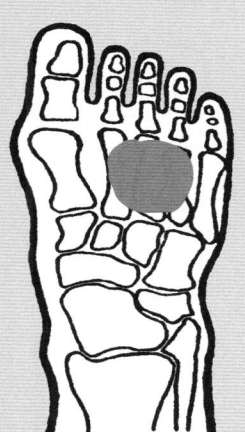

50. 内耳迷路

反射区位置：双足足背部，第四、第五跖骨间前端至第四、第五跖趾关节间的区域。

适应症：平衡障碍、耳聋眼花。

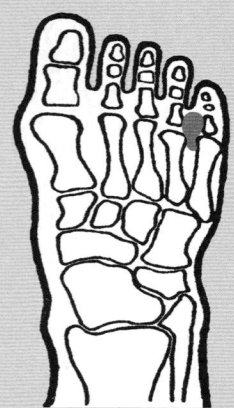

51. 膈

反射区位置：双足足背部，跖趾关节带状区域。

适应症：呃逆（又称打嗝儿）、呕吐。

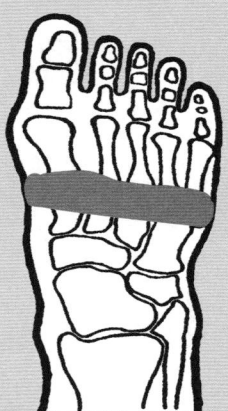

52. 肩胛骨

反射区位置：双足足背部，第四、第五跖骨与骰骨向外分开形成的区域。

适应症：肩背酸痛、肩部酸沉。

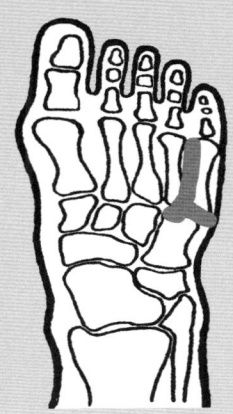

53. 肋骨

反射区位置：双足足背部，内侧肋骨反射区在第一楔骨与舟骨之间，外侧肋骨反射区在舟骨、骰骨、距骨之间。

适应症：胸闷、岔气。

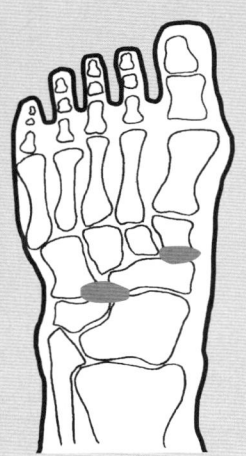

54. 髋关节

反射区位置：双足内侧踝及外侧踝下缘半环状区域。

适应症：腰腿痛、髋关节活动不利。

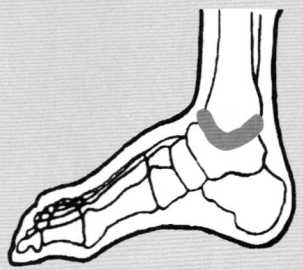

55. 上身淋巴

反射区位置：双足足背部，外踝骨前距骨、舟骨形成的凹陷处。

适应症：身体免疫力差。

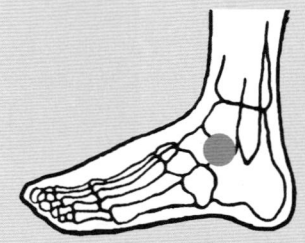

56. 下身淋巴

反射区位置：双足足背部，内踝骨前距骨、舟骨形成的凹陷处。

适应症：身体免疫力差。

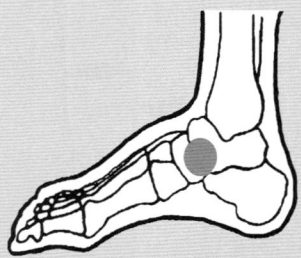

57. 腹股沟

反射区位置：双足内踝高点上方凹陷处。

适应症：疝气。

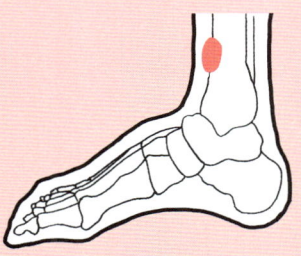

58. 下腹部

反射区位置：双足外踝后下方凹陷处，沿腓骨后方向上的带状区域。

适应症：月经不调。

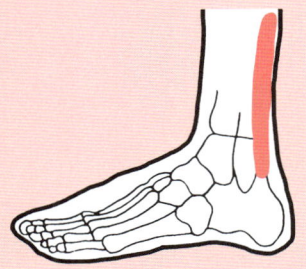

第5单元　不适症的调理

模块1　内科病症的调理

一、感冒症的调理

1. 病因及症状

感冒是由外邪侵袭人体所引起的，其症状有鼻塞、流涕、咳嗽、恶寒、发热、全身不适等。

2. 调理方法（见图5-1）

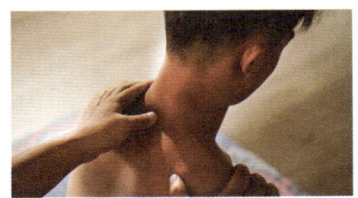

步骤1　拇指揉大椎穴

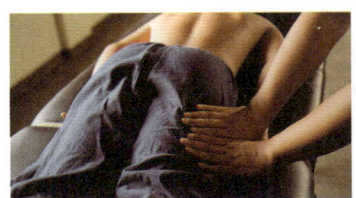 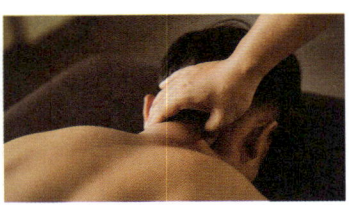

步骤2　掌拍腿外侧足少阳胆经，按太阳、风池、肺俞穴

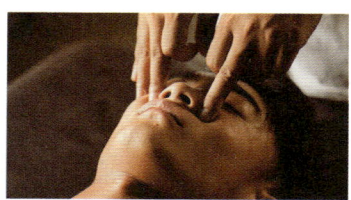

步骤3　双手中指搓迎香穴

图 5-1　感冒症的按摩调理方法

注：自我按摩防治感冒可采用搓迎香穴的方法。

二、咳嗽症的调理

1. 病因及症状

咳嗽是肺部疾患的主要症状之一，多由肺气失宜，感受燥气，上呼吸道感染所致。主要症状是咳嗽、痰多。

2. 调理方法

取天突、膻中、中脘、肺俞、脾俞、三焦俞、风池、风府等穴，采用擦法、按揉法、拿法进行按摩。

三、肥胖症的调理

1. 病因及症状

单纯性肥胖主要是因为能量摄入多，能量消耗少。主要症状是肥胖。

2. 调理方法

（1）饮食调理。控制饮食总量，摄入能量必须低于实际消耗的能量，并保持人体最低的能量。蛋白质的供给应在总能量的30%以下，蛋白质摄入过度易导致肾功能的损害。另外，要选用高生物效价的蛋白质，如牛奶、鱼、鸡、蛋清、瘦肉等。嘌呤会加重肾代谢负担，主要来源于动物的肝、心、肾等内脏。要减少脂肪的摄入，

1克脂肪约能产生9千卡能量，1克蛋白质或碳水化合物约能产生4千卡能量，一般每天脂肪的摄入量应不超过50克，且要减少动物内脏的摄入。胆固醇每天摄入应不超过300毫克，应多食用橄榄油、玉米油等植物油。

肥胖者要少饮用含糖的饮品，防止糖在人体内转化为脂肪；少食盐；少吃零食；多吃蔬菜与水果，其中有丰富的水溶性维生素；多吃粗粮，粗粮与蔬菜有膳食纤维含量高的特点；早餐与午餐（尤其是早餐）可以食用蛋白质、脂肪类食物，晚餐以清淡为主；不能偏食，应规律饮食。

（2）按摩调理（见图5-2）

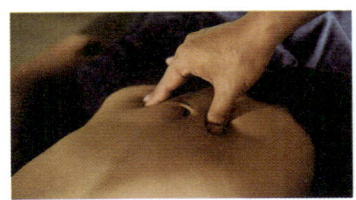

步骤1　每晚睡觉前以逆时针方向揉天枢穴（脐旁2寸）5～8分钟

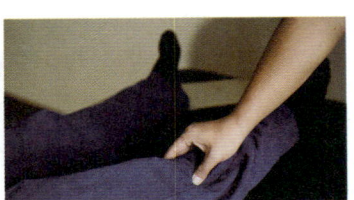

步骤2　揉足三里穴（外膝眼下3寸），揉时以逆时针重手法揉3～5分钟

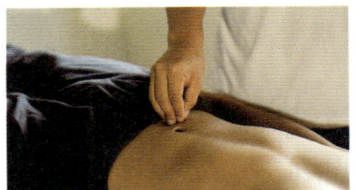

步骤3　以一手啄升结肠、横结肠、降结肠的腹部反射区1～3分钟

图5-2　肥胖症的按摩调理方法

四、糖尿病的调理

1. 病因及症状

糖尿病多由生活方式不合理（吃高脂、高糖、高能量的食物太多，活动又很少）和遗传因素等导致，病因具有多源性，病机复杂。空腹血糖≥7.8毫摩尔/升时，表现为多饮、多饥、多便、面黑、尿浊。

2. 调理方法

（1）饮食调理。糖尿病人在饮食方面尤其要注意，除了按医嘱服药外，无论胰岛素依赖型（1型）和非胰岛素依赖型（2型）都要减少或不用单糖或双糖食品（单糖指葡萄糖、果糖、半乳糖等不能水解的糖；双糖指麦芽糖、蔗糖和乳糖等）。要以多糖（膳食纤维、淀粉等）为主摄入碳水化合物，就是说以谷物的粗粮杂粮、全麦面包等为宜。血糖生成指数低的食物主要有荞面面条、馒头、绿豆、黄豆、豆腐干、豆腐、扁豆、樱桃、柚子、桃等。少吃一些胆固醇含量高的食物，如蛋黄、蟹黄、猪脑、鱼子等，可预防并发动脉粥样硬化。

按医嘱多吃一些维生素C、维生素E、β-胡萝卜素等含量高的食物。

按摩可激发食欲，此时饮食应以健脾益气、养阴生精、补肾降火为原则，如可食用山药、太子参等，其中锌含量高。莲子、绿豆、海带有养阴的作用，有利于提高糖耐量。要多食用猪胰、莲子、枸杞、玉米须等食物，蔬菜可多食用黑木耳、胡萝卜、洋葱、大蒜、紫菜、藕、苦瓜等。饮食要多样化，经常进行交叉更换。

（2）按摩调理

1）疏通背部糖尿病反射区（第八胸椎棘突下）、腿部糖尿病反射区（小腿内侧上3寸至6寸）、足部胰反射区（足部胃、十二指肠反射区之间)。

2)最好每周进行一次全身保健按摩(含足、头),疏通全身气血,然后重点进行腹部按摩。

3)每天用双掌自推背部膀胱经、华佗夹脊穴,每侧推 30 次以上。

(3)增加体育锻炼,如走路、打球、慢跑等,每天一定锻炼 30 分钟以上。

五、脂肪肝的调理

1. 病因及症状

脂肪肝是由过食油腻,食而不运,肝上脂肪增多所致,可出现肝肿大、肝区痛、厌油等症状。

2. 调理方法

(1)饮食调理。首先要控制体重,少吃高糖食品,如蔗糖、果糖糕点等;少吃动物脂肪,减少胆固醇的摄入;多食用富含膳食纤维的食物,如芹菜、山楂、荷叶、洋葱、海带、决明子等。

(2)按摩调理,如图 5-3 所示。

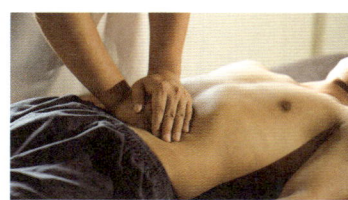 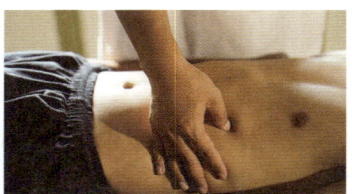

步骤1 手握空拳在腹部顺时针滚动,然后用双手手掌在右肋下震颤 20 分钟

步骤2 用拇指点按章门穴、期门穴

图 5-3 脂肪肝的按摩调理方法

六、食欲不振的调理

1. 病因及症状

食欲不振多由饮食不当、脾胃虚弱、过度劳累、情感低落等引

起。多表现为不想吃饭、腹胀、四肢无力等。实证时腹满拒按，虚证时喜按、食少。

2. 调理方法

（1）饮食调理。饮食要定时定量，细嚼慢咽，保护消化道黏膜，常用的食物有橘皮、姜、佛手、山药、红枣、肉桂、牛奶、豆浆、薏米、银耳等。

（2）按摩调理。腹胀实证，顺时针摩全腹，三指摩神阙穴（见图5-4），按揉中脘、气海诸穴。虚证以大鱼际擦脾俞、胃俞穴，搓两肋。

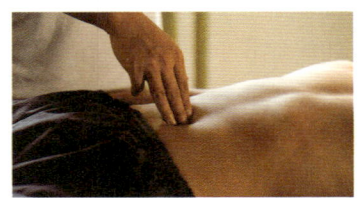

图 5-4　三指摩神阙穴

七、腹泻的调理

1. 病因及症状

腹泻的主要表现为排便次数增多、粪便清稀，多由细菌感染和胃肠功能障碍所致。

2. 调理方法（见图5-5）

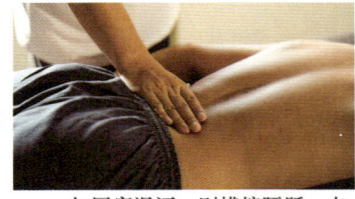

如属寒湿证，则横擦腰骶，点按足三里、风池等穴

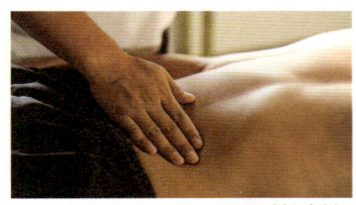

如属饮食不节，则逆时针摩神阙穴，点按章门诸穴

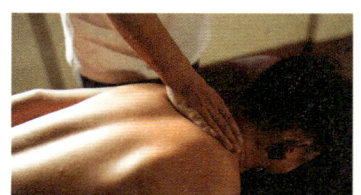

如属脾虚证，则横擦大椎、脾俞、命门穴，点按章门穴

图 5-5　腹泻的按摩调理方法

八、便秘的调理

1. 病因及症状

便秘是由人体的偏实证、偏虚证，造成消化系统功能紊乱所致，表现为大便秘结，难排，数日排便一次。

2. 调理方法（见图 5-6）

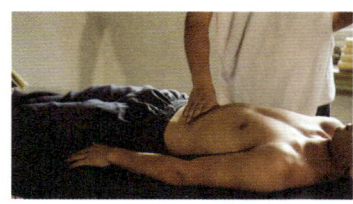
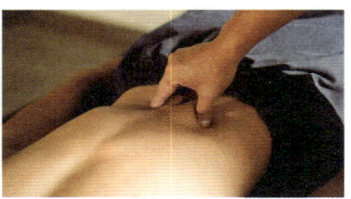

如属偏实证，则逆时针揉足三里、中脘穴，点按归来穴　　如属偏虚证，则点揉天枢穴

图 5-6　便秘的按摩调理方法

九、痛风的调理

1. 病因及症状

痛风是尿酸排泄减少，嘌呤代谢紊乱的病症，会出现高尿酸的症状。尿酸钠聚集物沉淀在关节周围，造成痛风性关节炎。

2. 调理方法

（1）饮食调理。控制体重，吃碱性食物，如马铃薯、海藻、海带、西瓜、冬瓜。多饮水有利于尿酸的排出，也可饮用菜汁、豆浆等。另外，还可食用谷类、薯类、卷心菜、芥蓝、茼蒿、韭菜、西葫芦等。水果可食用苹果、哈密瓜等。

少食用嘌呤含量高的食物，如动物内脏、蛤蜊、火锅汤、鱼汤、虾、羊肉、牦牛肉、鸭肉、火腿等。

（2）按摩调理，如图5-7所示。

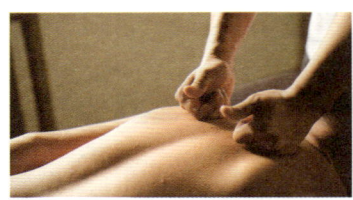
步骤1　以双手搯背部膀胱经

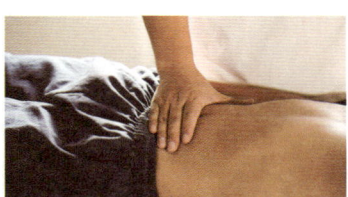
步骤2　以掌震颤神阙穴

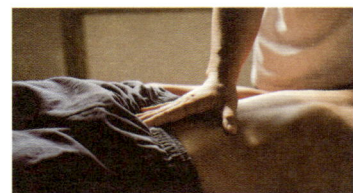
步骤3　推气海穴，每日自己进行按摩

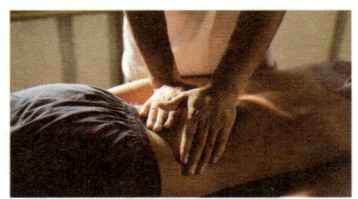
步骤4　以掌搓热肾俞穴、命门穴

图5-7　痛风的按摩调理方法

十、高血压的调理

1. 病因及症状

高血压是一种以体循环动脉压升高为主的综合征。高血压分为原发性高血压和继发性高血压（继发性高血压是某种疾病中作为症状之一出现的高血压，如慢性肾炎引起的）。这里主要叙述原发性高血压，防止诱发心脑血管疾病。

2. 调理方法

（1）饮食调理。首先保持体重，防止超重，控制脂肪的摄入量，少吃或禁吃猪心、鱼子、蟹黄、蛋黄、肥羊肉、猪蹄、猪肝、猪肾、全脂奶粉、冰淇淋、巧克力、蔗糖、甜点、蜂蜜及刺激性食物，如辣椒、酒、浓咖啡等。控制盐的摄入量，每日盐量少于6克，少吃腌制食品，防止心肌梗死。要多食用富含膳食纤维的食物，如蔬菜、水果、粗粮。对降血压、降血脂有益处的食品有芹菜、胡萝卜、番茄、茄子、黑木耳、银耳、蘑菇、黄花鱼、韭菜、核桃仁、芝麻、脱脂牛奶等。鸡蛋清、瘦肉、赤豆、绿豆、毛豆等，不但能预防高血压，还有预防脑血栓的作用。

（2）按摩与运动调理

1）以疏通背部膀胱经为主，经常做全身保健按摩，尤其是头部按摩、足部按摩。

2）坚持每天按推桥弓的手法按摩，如图5-8所示，在血压反射区（颈部两旁）自上而下按摩，左、右次数相等，每边30次以上。

3）坚持每天慢走30分钟以上，进行有氧呼吸。

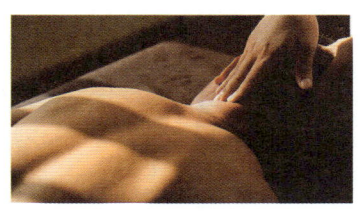

图5-8 推桥弓

模块2 妇科病症的调理

通过按摩可以预防和治疗妇科常见病和多发病。由于妇女生理上有经、孕、产、乳等特点，容易导致月经不调、痛经、崩漏、妊娠呕吐、妊娠腹痛、妊娠肿胀、产后腹痛、产后身痛、缺乳、乳痈、带下病等。

一、月经不调的调理

1. 病因及症状

妇女月经周期和经量发生变化，就是月经不调。表现为出血期延长或缩短，出血量增多或减少。月经无定期，多因肝阴气滞、肝肾亏损所致。经量多或少，多因血热及心脾亏损所致。

2. 调理方法（见图5-9）

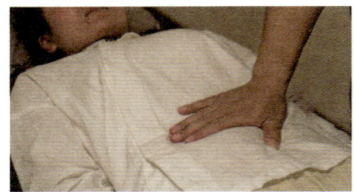

步骤1 用单掌按揉小腹，用拇指按揉关元穴、盲俞穴，用双手拇指压按气冲穴

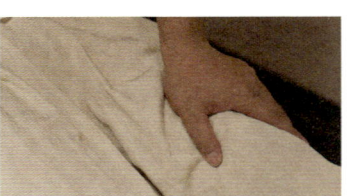

步骤2 点按阴廉穴、足五里穴，拿揉阴包穴、血海穴、阴陵泉穴，按揉大腿内侧，弹拨三阴交穴

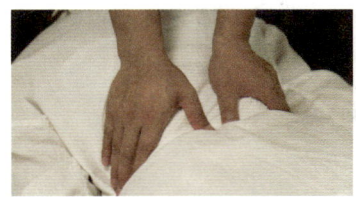

步骤3 分推腰背部，按压背部膀胱经，用拇指指腹按压肝俞、脾俞、肾俞、三焦俞等穴

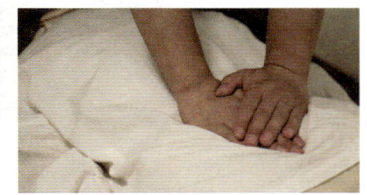

步骤4 以手掌揉推八髎穴，手法由轻至重

图5-9 月经不调的按摩调理方法

注：血热者，加按揉大椎穴，点按曲池穴、神门穴，搓涌泉穴。气虚者，加点按太溪穴，顺时针摩法，并以掌震颤关元穴。气滞者，加点按膻中穴，推腋中线。

二、痛经的调理

1. 病因及症状

妇女在行经前后或行经期间，可能出现小腹剧烈疼痛、面色苍白、恶心呕吐等症状。气滞血瘀者，情志失调，肝气不疏，气机不畅，气滞血瘀。寒湿凝滞者，久居阴湿之地，或行经期间涉水受寒，或食生冷，血气不畅而作痛。气血虚弱者，平素气血不足，或大病、久病之后气血两亏，血海空虚，经期或经后小腹绵绵作痛，小腹有下坠感。肝肾亏损者，或房事不节损伤肝肾，血海空虚，胞脉失养，表现为经血色淡量少，经后小腹作痛。

2. 调理方法

（1）两掌重叠按揉腰骶部，点按三焦俞穴、次髎穴、天枢穴、血海穴、三阴交穴。

（2）掌摩气海穴、关元穴，以拇指按揉足三里穴。

（3）以两手掌根反复揉搓腹部两侧，掌搓命门、肾俞穴。

此外，气滞血瘀者，应加分推两肋，按揉膻中穴、章门穴、期门穴、肝俞穴、三焦俞穴、太冲穴等，按颤腰骶，叩打八髎；寒湿凝滞者，以双手手掌反复推摩小腹部，揉压肓俞穴、中极穴、阳陵泉穴，按揉脾俞穴、腰阳关穴、环跳穴等，分推腰背部，推股内侧；气血虚弱者，加直擦背部，按揉脾俞穴、胃俞穴、肝俞穴、中脘穴等；肝肾亏损者，加揉压肝俞穴、血海穴、涌泉穴等处。

模块 3　骨科病症的调理

一、落枕的调理

1. 病因及症状

落枕多是由于睡眠姿势不适当，枕头过高或过低，头部滑落于枕下，使颈部斜向一侧引起的，因此称为"落枕"。表现为颈部酸痛，颈部俯仰、转动不能自如，肩部疼痛。

2. 调理方法（见图 5-10）

受术者取俯卧位，施术者取站位。

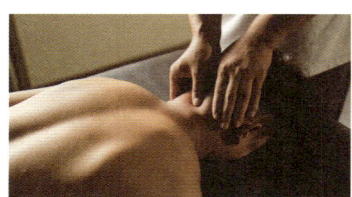

步骤 1　用拇指自上而下在颈部做推法按摩数次，以理顺筋肉

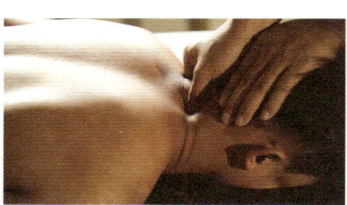

步骤 2　用拇指揉拨颈部压痛点数次，以消散筋结

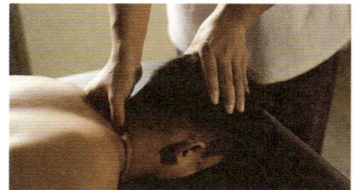

步骤 3　一手按住压痛点，另一手扶于头顶部，做颈部的屈伸、旋转活动。活动范围逐渐加大，以改善颈部的活动功能

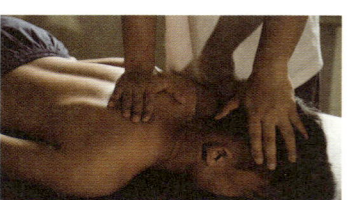

步骤 4　做颈部的侧扳，以矫正颈部软组织及小关节的位置

图 5-10　落枕的按摩调理方法

二、颈部酸胀的调理

1. 病因及症状

睡姿不对、伏案工作过久、感受风寒等因素均可导致颈部酸胀。本病常见于落枕、颈椎病之中,主要表现为颈部酸胀疼痛、活动受限、疼痛扩散到肩部。

2. 调理方法(见图5-11)

受术者先取坐位后取俯卧位,施术者站于患者一侧或身后。

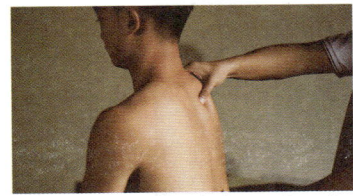

步骤1 点按肩井、天宗、肩髎、风池穴

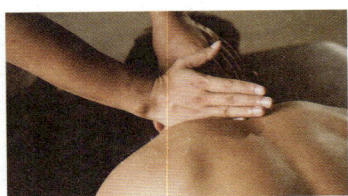

步骤2 一手按住患者头部,另一手小鱼际下行推颈骨下缘至大椎穴,拇指揉、拨韧带,双手提拿双肩,点按以上诸穴

图5-11 颈部酸胀的按摩调理方法

三、肩部酸沉的调理

1. 病因及症状

慢性劳损、陈旧外伤、感受外邪等均可导致肩部酸沉。主要表现为肩部酸胀沉重、肌肉酸痛。

2. 调理方法

(1)点按肩井、天宗、肩中俞、肩髎穴。

(2)用单手手掌沿第一至第七胸椎两侧往下推,以双手手掌从脊柱向两侧分推,然后以小鱼际侧部擦以上部位;用拇指点按以上穴位,最后拍、敲肩部。

四、疲劳性腰疼的调理

1. 病因及症状

本病往往起因于睡姿不正确、年老肾虚、过度疲劳。主要表现为腰部酸痛、胀痛,时轻时重,反复发作,严重者臀部有酸痛感。

2. 调理方法

患者取俯卧位,施术者站于一侧。

(1) 点按肾俞穴,如图5-12所示。

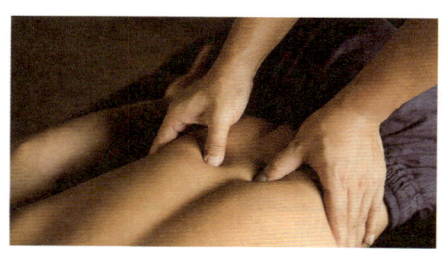

图5-12 点按肾俞穴

(2) 用掌根下行推脊柱两侧,双手分推腰部,以掌根、拇指或肘尖揉腰部,并按揉腰部两侧,用肘点按腰眼、肾俞等穴位,力度由轻至重,反复2~3次,用掌面搓揉脊柱两侧,将肌肉拨开,使腰部放松,最后拍打腰部两侧。

模块4 儿科病症的调理

这里主要介绍夜啼症的调理方法。一岁以内小儿长期夜间啼哭不止,白天正常,称为夜啼。

夜啼多由脾寒、心热、惊吓、乳食积滞引起。脾寒的小儿身体平素虚弱，入夜脾寒引腹痛而哭，小儿喜俯卧、曲腰而啼、四肢欠温、面色青白、唇舌淡白、指纹青红。心热的小儿食母乳，母亲喜欢吃辛辣肥甘等易生火食物或热性药物会导致小儿喜欢采用仰卧位睡觉，见灯火则啼哭，烦躁不安，小便短赤或大便秘结，面赤唇红，舌尖红，指纹青紫。受惊吓的小儿神气不足，心神不宁，夜啼呈惊恐状，唇与面色乍青乍红，紧偎在母亲怀中。乳食积滞者常食乳不节而内伤脾胃，夜间阵发啼哭，脘腹胀满，厌食，呕吐乳块，大便酸臭，舌苔厚，指纹紫。调理方法如图5-13所示，图中模特为成年男性，主要供参考按摩穴位与手法。

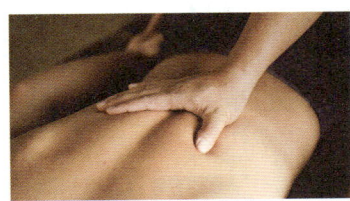

脾寒者：补脾经揉背部，摩腹，揉足三里穴，推三关穴，揉中脘穴、神阙穴，搓双足

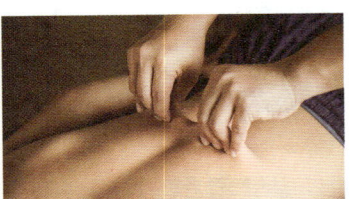

乳食积滞者：在小儿背部捏脊，然后在腰部做提法，摩腹，揉外劳宫穴，点中脘穴、足三里穴、公孙穴，清大肠经、清胃经、补脾经

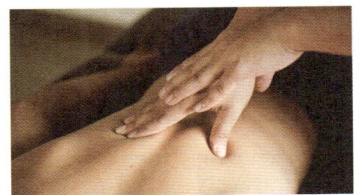

心热者：清心经、清肝经，进行旋推，摩腹，揉小天心，揉足三里穴，掐十宣穴、老龙穴，点揉精宁穴、威灵穴

图5-13　夜啼症的按摩调理方法

模块 5　运动疲劳的调理

一、网球运动疲劳的调理

受术者取俯卧位，施术者取站位，调理方法如图 5-14 所示。

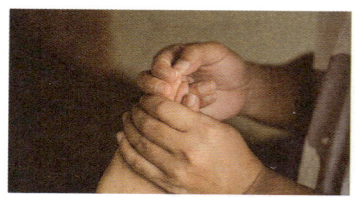

步骤 1　点阿是穴

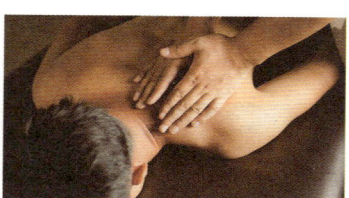

步骤 2　双手揉肩部

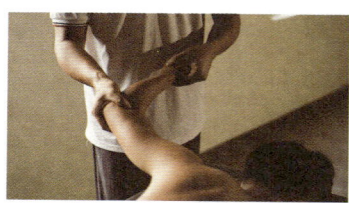

步骤 3　以一手握肘关节，另一手握住腕部，做肘关节牵引，采用摇法

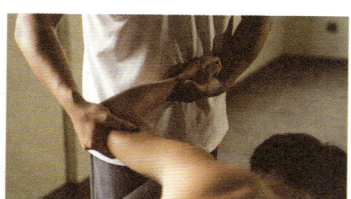

步骤 4　以拇指指腹拨动上肢部肌肉和肩背部肌肉

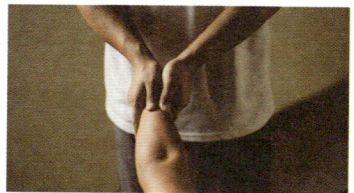

步骤 5　搓上肢到腕部

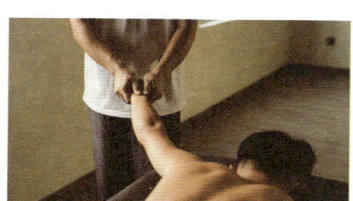

步骤 6　抖动上肢

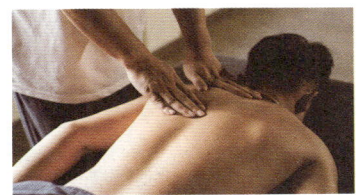

步骤7　拍打肩、背、腰、下肢后侧

图 5-14　网球运动疲劳的按摩调理方法

二、足球运动疲劳的调理

受术者取俯卧位，施术者取站位，调理方法如图 5-15 所示。

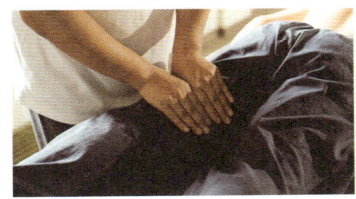

步骤1　自上而下拿捏下肢

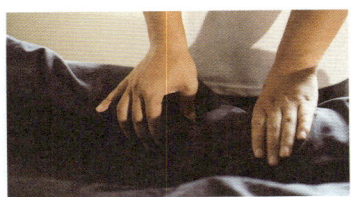

步骤2　点按环跳、承扶、殷门、委中、承山穴

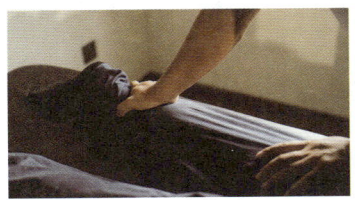

步骤3　直推下肢

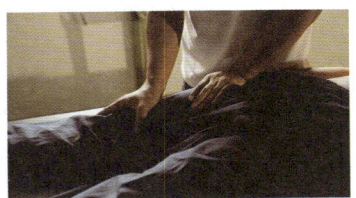

步骤4　点按内、外膝眼，梁丘、血海、足三里穴，活动膝关节

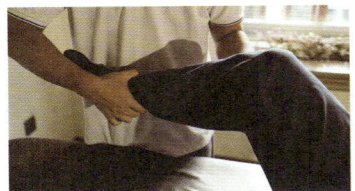

步骤5　做膝关节屈伸活动

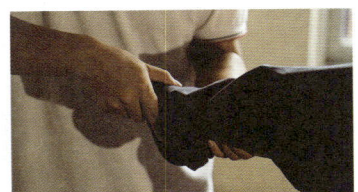

步骤6　活动踝关节，按足背

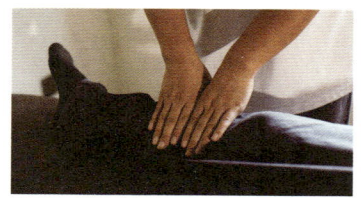

步骤7 拍打、抖动下肢

图 5-15 足球运动疲劳的按摩调理方法

三、篮球运动疲劳的调理

受术者取俯卧位,施术者取站位,调理方法如图 5-16 所示。

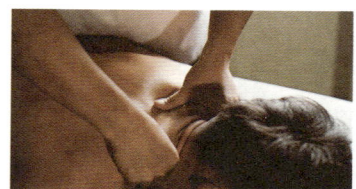

步骤1 拿肩井

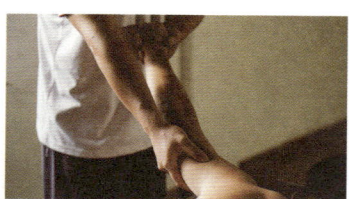

步骤2 拿上肢

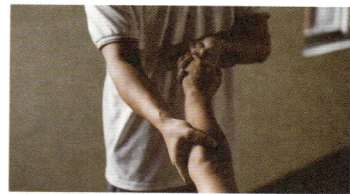

步骤3 摇上肢

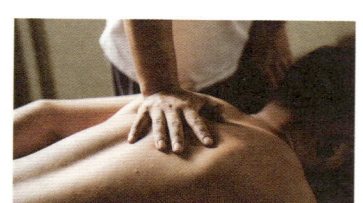

步骤4 推膀胱经

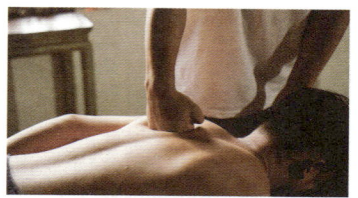

步骤5 撩膀胱经

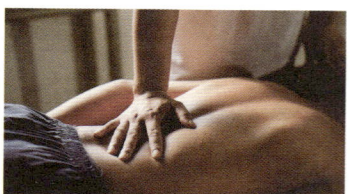

步骤6 推按腰背

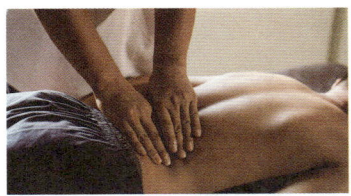
步骤7　拿揉腰肌

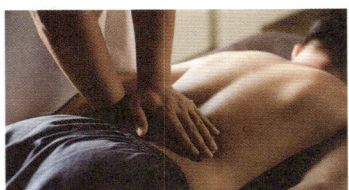
步骤8　叠掌按腰

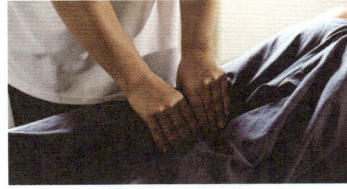
步骤9　拿下肢

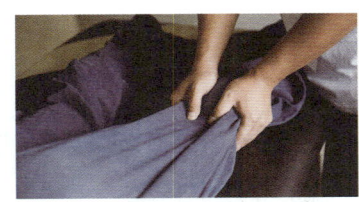
步骤10　牵引腰部

图 5-16　篮球运动疲劳的按摩调理方法

四、排球运动疲劳的调理

受术者先取俯卧位后取坐位，施术者取站位，调理方法如图 5-17 所示。

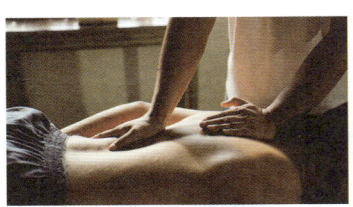
步骤1　掌推肩胛

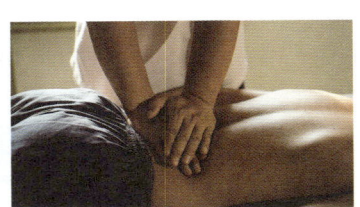
步骤2　按揉腰背

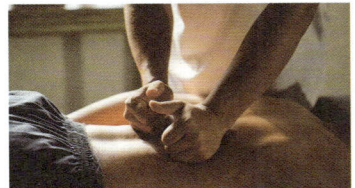
步骤3　双揿腰背

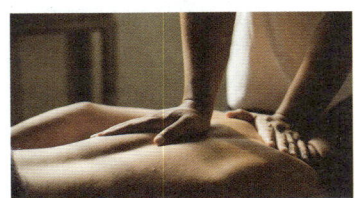
步骤4　推膀胱经

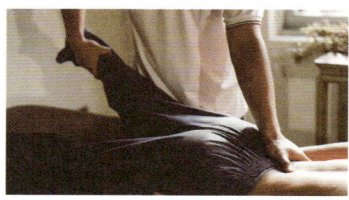
步骤5 抻腿按腰

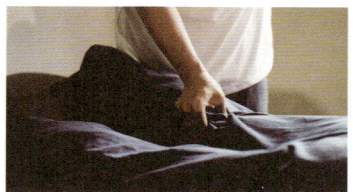
步骤6 按揉环跳、承扶、委中、承山穴

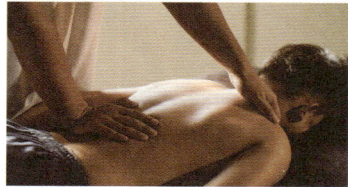
步骤7 掀肩按背腰

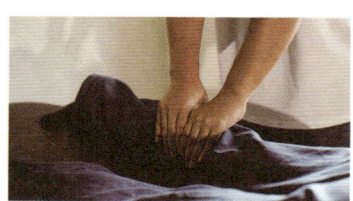
步骤8 拿下肢

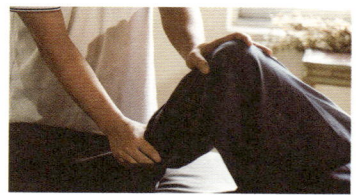
步骤9 膝、髋关节活动

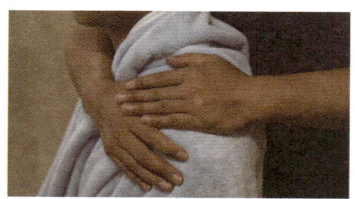
步骤10 怀中抱月

图5-17 排球运动疲劳的按摩调理方法

五、老年舞蹈运动疲劳的调理（见图5-18）

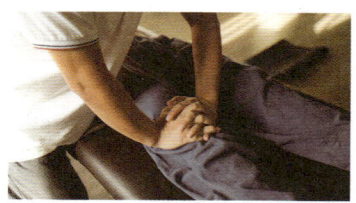
步骤1 合掌拿下肢

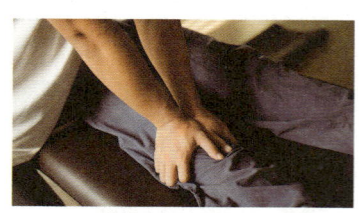
步骤2 分推下肢

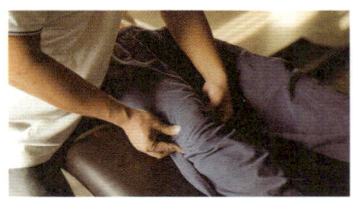
步骤3　按内膝眼、外膝眼，然后推下肢

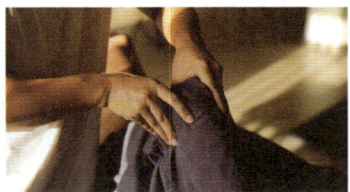
步骤4　屈膝，拿膝关节

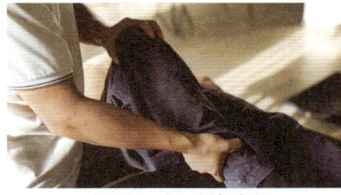
步骤5　活动膝关节

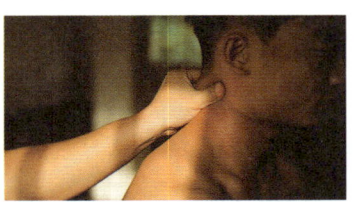
步骤6　拿颈肌

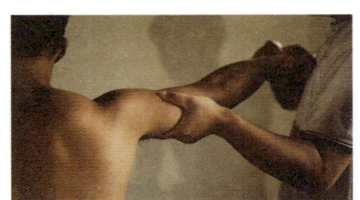
步骤7　拿上肢

图5-18　老年舞蹈运动疲劳的按摩调理方法

六、踢毽运动疲劳的调理（见图5-19）

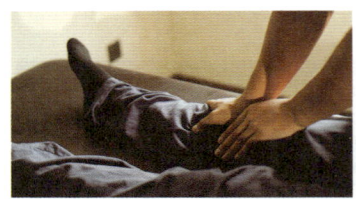
步骤1　推下肢

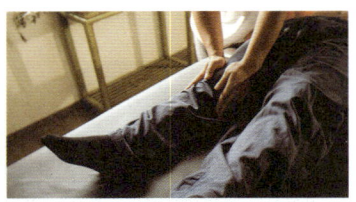
步骤2　膝关节周围团摩

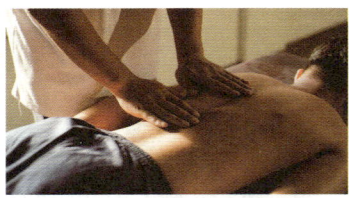 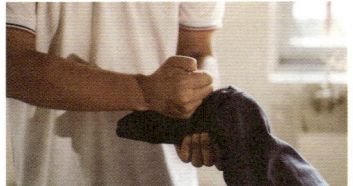

步骤3 足部拉抻，叩击背部　　步骤4 叩击足跟，然后推足底

图 5-19　踢毽运动疲劳的按摩调理方法

七、保龄球运动疲劳的调理（见图 5-20）

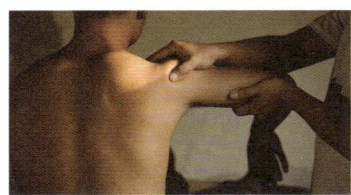 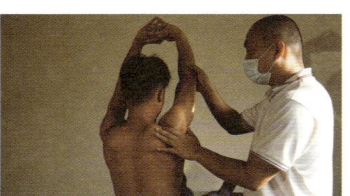

步骤1 搓上肢　　步骤2 扣按双臂

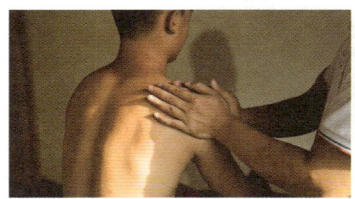 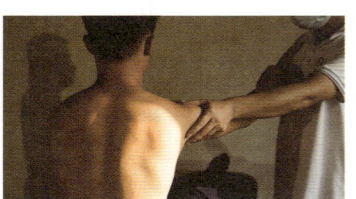

步骤3 双手揉球　　步骤4 抖上肢

图 5-20　保龄球运动疲劳的按摩调理方法

八、游泳运动疲劳的调理（见图 5-21）

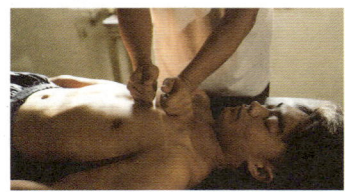 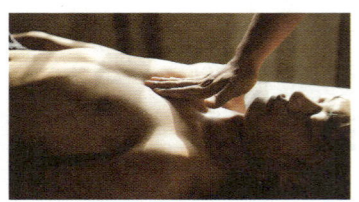

步骤1 撩胸部　　步骤2 直推胸部

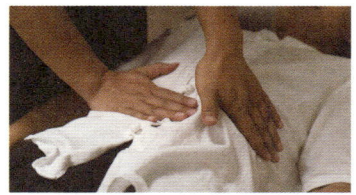
步骤3　合推腹部

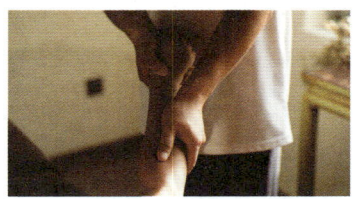
步骤4　直推上肢部

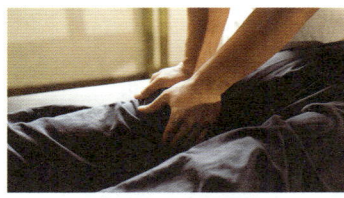
步骤5　分推下肢

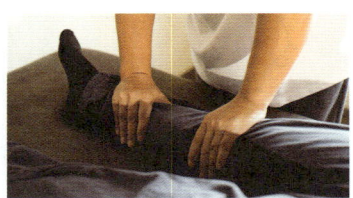
步骤6　拨动下肢

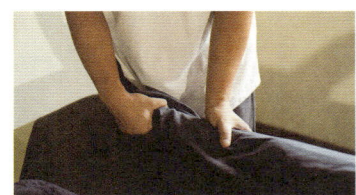
步骤7　抖动下肢

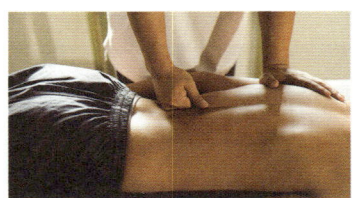
步骤8　搶背部

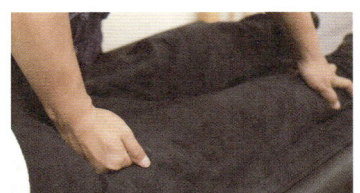
步骤9　搶下肢

图5-21　游泳运动疲劳的按摩调理方法

九、健美操运动疲劳的调理（见图 5-22）

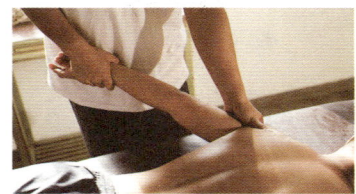

步骤 1　拿揉上肢

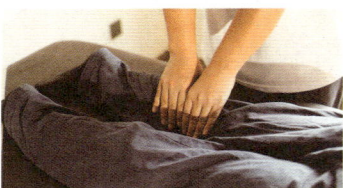

步骤 2　拿下肢

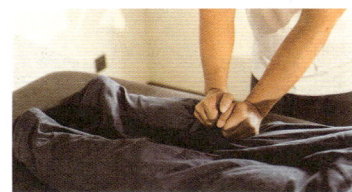

步骤 3　叩下肢

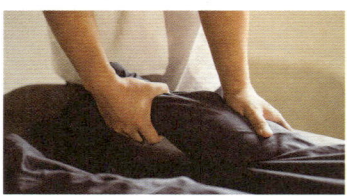

步骤 4　抻抖下肢

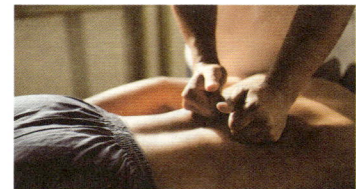

步骤 5　双搋背、腰

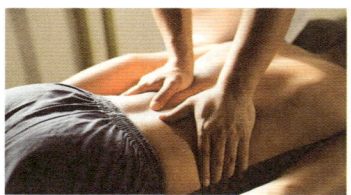

步骤 6　推背腰

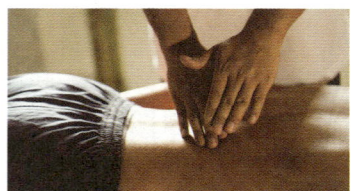

步骤 7　拍打背、腰、下肢后侧

图 5-22　健美操运动疲劳的按摩调理方法

十、羽毛球运动疲劳的调理（见图 5-23）

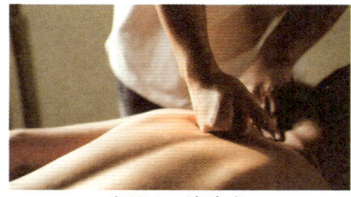
步骤1　撬肩背

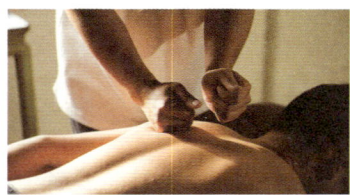
步骤2　叩肩背

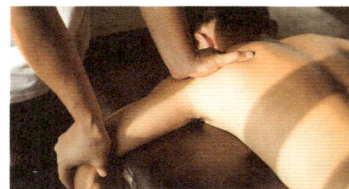
步骤3　摇肩、肘、腿

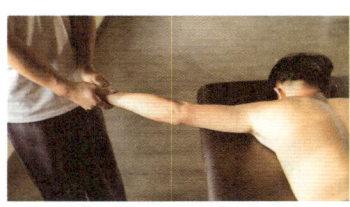
步骤4　抖上肢

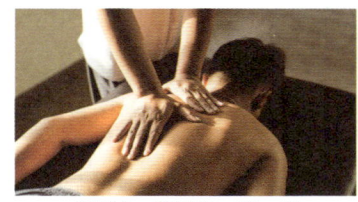
步骤5　直推背、腰、腿

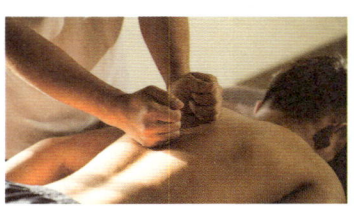
步骤6　叩背、腿部

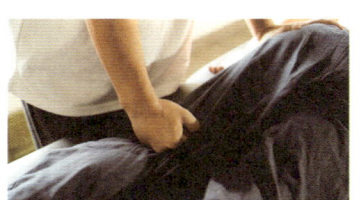
步骤7　撬、拨腿部

图 5-23　羽毛球运动疲劳的按摩调理方法

模块 6　脊柱不适的调理

一、病因及症状

长期不良的生活习惯或者劳作时不正确的发力姿式，都会影响脊柱健康。

二、调理方法

脊柱不适的按摩调理方法如图 5-24 所示。

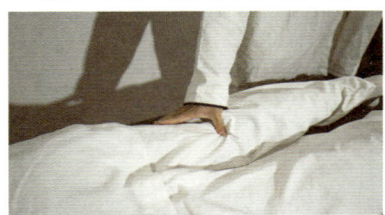

步骤 1　点按委中穴：双手拇指置于委中穴，由轻至重点按委中穴。要领：施术者双手拇指点按时要以受术者有酸、麻、胀感为度，切勿暴力按揉。作用：壮阳健腰，缓解腰骶部痛感

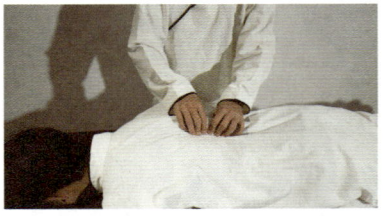

步骤 2　提拿脊柱两侧：施术者拇指与其余四指相对，提拿脊柱两侧肌肉，由上至下反复进行。要领：避免手法力度过大，发力应由轻至重；避免指甲抓破受术者皮肤；不间断地提拿。作用：疏通背部经络，调和气血

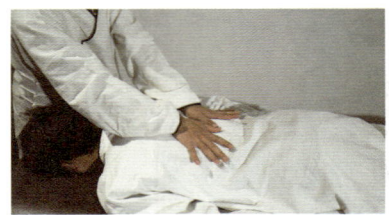

步骤 3　掌推腰背部：施术者以双手掌根着力于背部大杼穴，由上至下推至肾俞穴，随后点按肾俞穴 1～3 分钟。要领：动作连贯，切勿暴力，发力轻而不浮、慢而不滞。作用：疏通腰背部经络，调补肾气

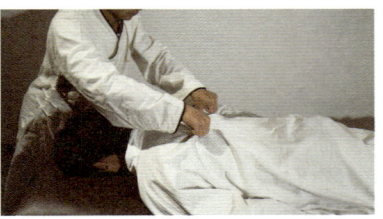

步骤 4　双拇指直推脊柱两侧：施术者以双拇指从大杼穴开始，由上至下经过肾俞穴直推至会阳穴。要领：直推过程力度均匀且有力；手法伴随呼吸节奏，受术者吸气时发力，吐气时还原。作用：疏通脊柱两侧经络，放松腰背部肌群

第5单元 不适症的调理

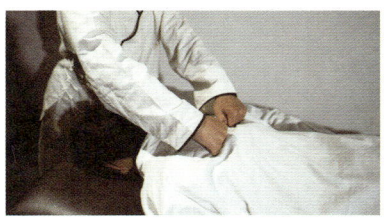 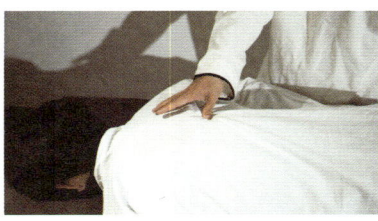

步骤5 拳推脊柱两侧：施术者双手握拳，以指间屈曲关节为按压着力点，从大杼穴开始，由上至下直推至肾俞穴。要领：以四指指关节着力，力度均匀且有力；手法慢而不滞，切勿跳跃性用力。作用：缓解脊柱两侧疼痛，放松腰背部肌群

步骤6 指腹点按脊柱两侧：施术者以双手拇指指腹着力于腰背部穴位，从大杼穴开始，按至会阳穴。要领：点按时保持同一节奏频率；点按过程伴随呼吸节奏，受术者吸气时发力，吐气时还原，力度由轻至重。作用：强腰壮肾，缓解劳损症状

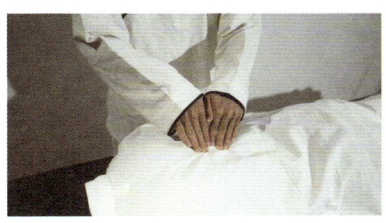 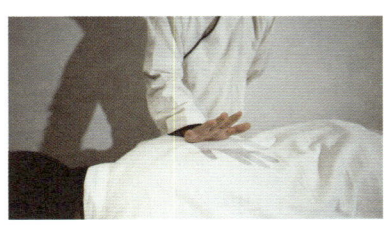

步骤7 指切腰背部：施术者以双手四指自大杼穴切至肾俞穴。要领：以四指指端着力，连续不断自上向下进行。作用：放松腰背部肌群，缓解疼痛感

步骤8 单手振腰：施术者以手掌根振受术者腰背处，自肩胛骨内侧缘至腰部。要领：动作连贯，以手掌根部带动腰背部。作用：放松腰背部肌群，疏通气血

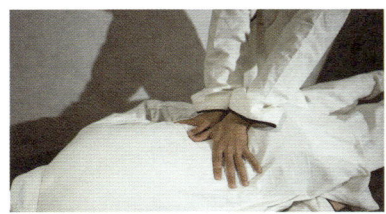 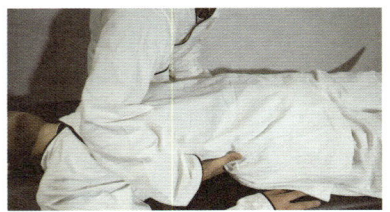

步骤9 双手颤腰：施术者以双手掌根颤动受术者腰部。要领：动作连贯，以手掌根部带动腰背部颤动。作用：放松腰背部肌群，疏通气血

步骤10 双手抖腰部：施术者以双掌插入受术者腰部，自上向下抖动。要领：动作连贯，反复带动腰部抖动。作用：放松腰部肌肉，缓解腰部痛感

图5-24 脊柱不适的按摩调理方法

第6单元 保健按摩辅助疗法

模块1 刮痧疗法

一、刮痧的作用

刮痧即利用刮痧工具刮拭皮肤。皮肤出痧的部位、痧的颜色、出痧面积的大小都反映了人身体的健康状态。同时，刮痧还具有疏通血气、扶正祛邪、排除毒素、增强人体免疫力的作用。

二、刮痧用具

刮痧用具非常广泛，可以将苎麻捏成团进行刮痧，也可以用硬币、蚌壳、瓷碗、瓷匙等。目前家庭、医院和保健中心用的刮痧用具以刮痧板为主，刮痧板以水牛角制成的最好。刮痧介质多为各种精油或刮痧油。

三、刮痧的操作准备

选择刮痧用具，检查刮痧用具边缘是否有裂痕，选择合适的介质均匀涂抹在受术者的受术部位。

四、刮痧的操作要求

根据受术者的不适，让受术者采取合适的体位，并且暴露受术部位，用毛巾擦拭干净或者消毒后再进行操作。

五、刮痧的操作技巧

一般以右手持刮痧板，施术者腕部要灵活，用力不宜过大，也不宜忽大忽小，而且要朝一个方向刮，不能来回刮，以刮痧板与受术者皮肤成45°最佳。

1. 若受术者整体刮痧，可先在其头颈部、背腰部、胸腹部刮拭，然后再刮拭其四肢。一般先在阳经施术，后在阴经施术。在背部刮痧时，应先在左侧施术，后在右侧施术。最佳刮痧顺序为：由上向下，由内向外。

2. 一般情况下，一次刮痧的时间在20分钟左右，以受术者能耐受为度，每个部位刮拭约20次，可刮2~4条"痧痕"，每条长6~9厘米。两次刮痧应间隔5~7天，一般刮痧7~10次为一个疗程。

六、刮痧的主要手法

1. 直接刮痧法

首先让受术者取坐位或俯卧位，背对施术者。施术者先用热毛巾擦洗受术者准备刮拭的部位，然后均匀地涂上刮痧介质。

施术者用右手持刮痧工具（见图6-1），先在受术者颈项前正中凹陷处刮抹，刮出一道长形紫黑色痧，然后再让受术者取俯卧位，在脊椎正中刮一道痧（如果受术者瘦弱或脊椎骨生理性突起，可以刮其两旁），最后在肩胛左右后背第7至第9肋间隙处各刮一道痧。

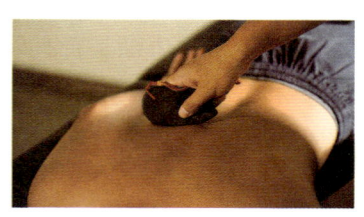

图6-1 直接刮法

2. 间接刮痧法

先在受术者要刮的部位上放一层薄布类物品，然后再用刮痧工具在布上进行刮痧，此方法称为"间接刮痧法"。间接刮痧法除了具有刮痧的功效外，还具有保护皮肤的作用。此法主要用于 3 岁以下小儿，高热或中枢神经系统感染并开始出现抽搐者。

具体方法：于刮痧前先在刮痧部位放上干净的薄布，用消毒好的刮痧工具在薄布上以每秒钟 2 次的速度，朝一个方向快速刮拭，每处可刮 20~40 次。一般刮 10 次左右掀开薄布检查一下，如皮肤出现暗紫色即停止刮拭，换另一处刮拭。

七、人体各部位的刮痧方法

1. 头部刮痧法

刮拭头部两侧，从两侧太阳穴开始至风池穴，如图 6-2 所示。刮拭前头部，从百会穴开始至前发际线。刮拭后头部，从百会穴开始至后发际线。刮拭全头部，以百会穴为中心呈放射状向全头部刮拭。

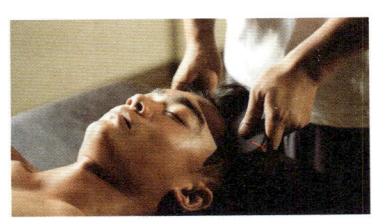

图 6-2 头部刮痧

2. 颈部刮痧法

刮拭颈部，从后正中线发际线下开始至大椎穴止，如图 6-3 所示。

3. 背部刮痧法

背部刮痧包括胸椎部、腰椎部和骶椎部的刮痧。首先刮拭背部正中线（督脉、胸椎、腰椎和骶椎循行部分），从大椎穴至长强穴。

然后刮拭背部两侧（包括胸椎、腰椎和骶椎两侧），主要刮拭背部足太阳膀胱经循行的路线，即脊椎旁开 1.5 寸和 3 寸的位置，如图 6-4 所示。

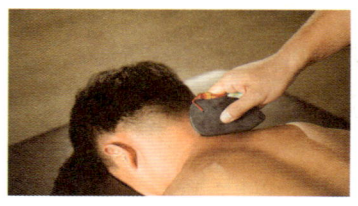 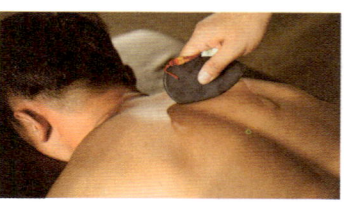

图 6-3　颈部刮痧　　　　图 6-4　背部刮痧

4. 胸部刮痧法

刮拭胸部正中线，任脉胸部循行部分，从天突穴经膻中至鸠尾穴，从上向下刮，如图 6-5 所示。然后刮拭胸部两侧，从正中线由内向外刮拭。

5. 腹部刮痧法

刮拭腹部正中线（腹部任脉循行部分），从鸠尾穴至水分穴，从阴交穴至曲骨穴，如图 6-6 所示。然后刮腹部两侧，从幽门、不容、日月穴向下，经天枢、盲俞穴至气冲、横骨穴。

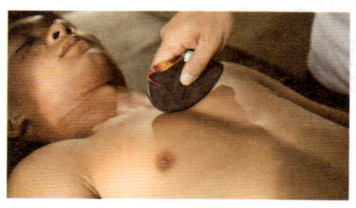 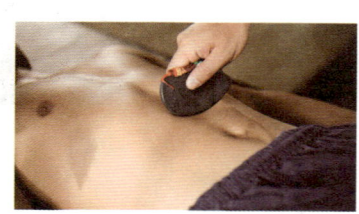

图 6-5　胸部刮痧　　　　图 6-6　腹部刮痧

6. 四肢刮痧法

刮拭上肢内侧，如图 6-7 所示。从上向下经过手三阴经（即手太阴肺经、手厥阴心包经、手少阴心经）刮拭。

刮拭上肢外侧：从上向下经过手三阳经（即手阳明大肠经、手少阳三焦经、手太阳小肠经）刮拭。

刮拭下肢内侧：从上向下经过足三阴经（即足太阴脾经、足厥阴肝经、足少阴肾经）刮拭。

刮拭下肢前侧、外侧、后侧：从上向下经过足阳明胃经、足少阳胆经、足太阳膀胱经刮拭。

7. 膝关节刮痧法

刮拭膝眼，如图6-8所示。用刮板的棱角点按刮拭双膝眼，从里向外，宜先点按深陷，然后向外刮出。

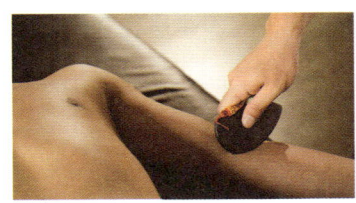
图6-7 刮拭上肢内侧

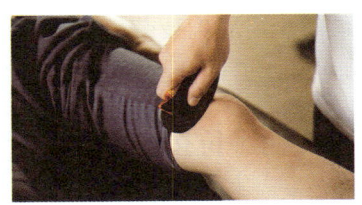
图6-8 刮拭膝眼

刮拭膝关节前侧（足阳明胃经经过膝关节前面的部分）。膝关节以上部分从伏兔穴经阴市穴至梁丘穴，膝关节以下部分从犊鼻穴至足三里穴，从上向下刮拭。

刮拭膝关节内侧。刮拭穴位有血海、曲泉、阴陵泉、膝关、阴谷等。

刮拭膝关节外侧（足少阳胆经经过膝关节外侧的部分）。刮拭穴位有足阳关、阳陵泉等。

刮拭膝关节后侧（足太阳膀胱经经过膝关节后侧的部分）。刮拭穴位有殷门、浮郄、委中、委阳、合阳等。

八、刮痧的注意事项

1. 刮痧的部位、刮痧用具和施术者的双手一定要清洁，要做好消毒工作,防止交叉感染。

2. 施术过程中保持室内空气新鲜、流通,术后要把受术者刮痧部位的刮痧介质清除干净。

模块 2　精油 SPA 保健按摩

由于全身运动量过大,肌肉、关节过度疲劳,关节酸胀疼痛,肌肉过度紧张,运动能力下降,有时肌肉会痉挛。

缓解全身肌肉疲劳精油配方:薰衣草 3 滴、迷迭香 2 滴、杜松 2 滴,加 20 毫升的甜杏仁基础油。

一、俯卧位按摩

按摩步骤如图 6-9 所示。

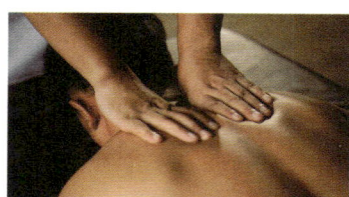

步骤 1　背部涂抹精油,然后进行背部分推

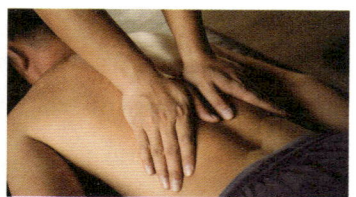

步骤 2　双手在腰背部进行推抹,从内向外

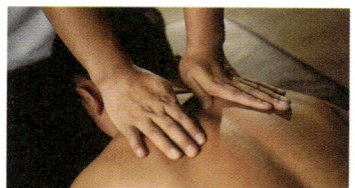

步骤 3　以双手手掌推肩胛内缘

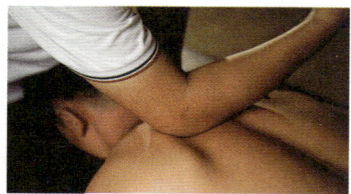

步骤 4　施术者以前臂推膀胱经,由上而下

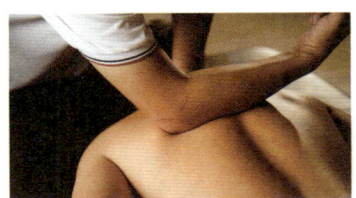
步骤5 以前臂在背部膀胱经进行滚动

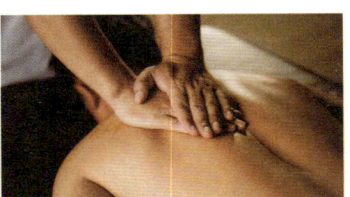
步骤6 以双掌按住背部膀胱经,并自由上而下进行推法按摩

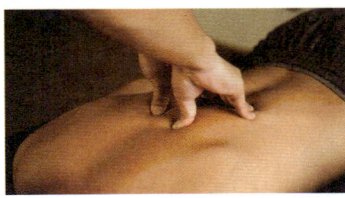
步骤7 在脊腰部膀胱经进行拨法按摩

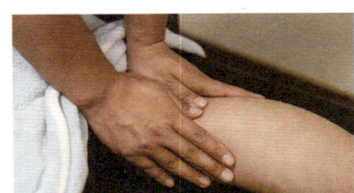
步骤8 在下肢涂抹精油,并进行分推,由下而上

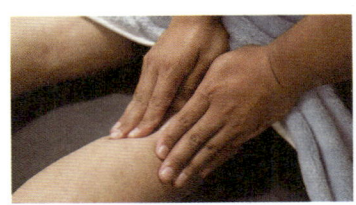
步骤9 对下肢进行抱揉,由下而上

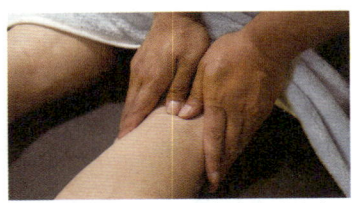
步骤10 在下肢实施推法按摩,由下而上

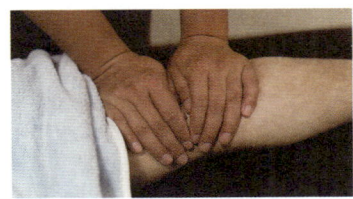
步骤11 在下肢实施揉法按摩,由下而上

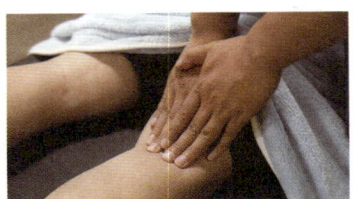
步骤12 在下肢膀胱经进行分推,先涂抹精油,由下而上

图6-9 俯卧位按摩步骤

二、仰卧位按摩

按摩步骤如图 6-10 所示。

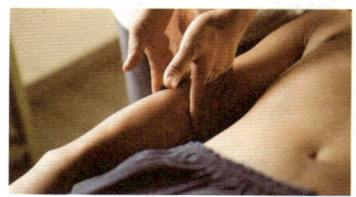

步骤1　双掌搓揉上肢手三阳经、手三阴经，由下而上

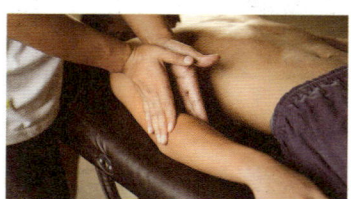

步骤2　搓肩关节、肘关节、腕关节

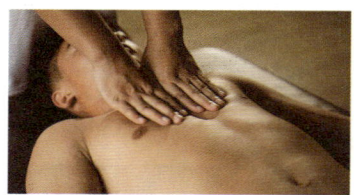

步骤3　在胸部分推

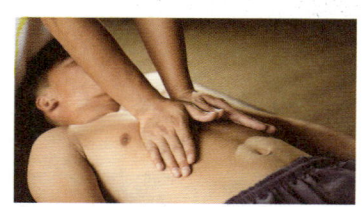

步骤4　在胸部从内向外实施抹法按摩

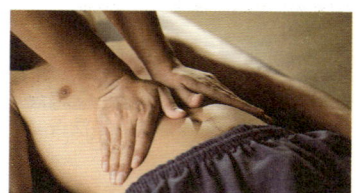

步骤5　在腹部两边由上而下实施推法按摩

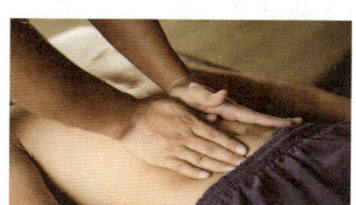

步骤6　合挤腹部，从外向内，由轻至重

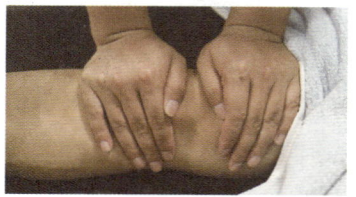

步骤7　抱揉下肢前侧足三阳经、三阴经，由下而上

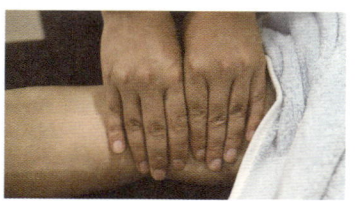

步骤8　在下肢实施捏拿法按摩，由下而上

图 6-10　仰卧位按摩步骤